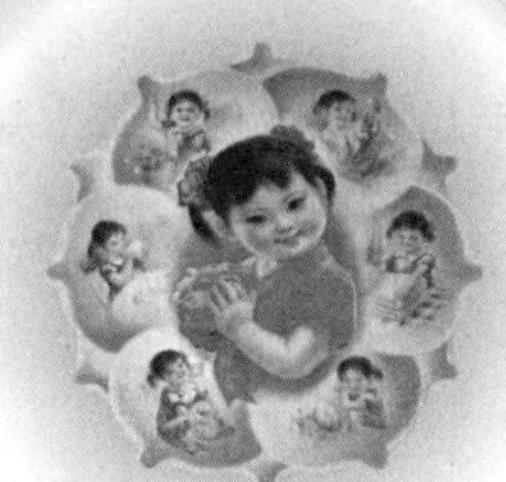

孩子
不生病的智慧

萧言生 著

中国画报出版社

图书在版编目(CIP)数据

孩子不生病的智慧 / 萧言生著. - 北京：中国画报出版社，2009. 1

ISBN 978-7-80220-371-6

Ⅰ. 孩… Ⅱ. 萧… Ⅲ. 少年儿童－保健－基本知识 Ⅳ. R179

中国版本图书馆 CIP 数据核字(2008)第 180279 号

书　　名：孩子不生病的智慧
出 版 人：田　辉
作　　者：萧言生
责任编辑：李　媛
出版发行：中国画报出版社
（中国北京市海淀区车公庄西路 33 号，邮编：100044）
电　　话：88417359(总编室兼传真)、68469781(发行部)
88417417(发行部传真)
网　　址：http://www.zghbcbs.com
电子信箱：cpph1985@126.com
印　　刷：北京振兴华印刷有限责任公司
监　　印：敖　晔
经　　销：新华书店
开　　本：16K
印　　张：15.5
版　　次：2012 年　月第 1 版第 2 次印刷
书　　号：ISBN 978-7-80220-371-6
定　　价：28.00 元

前 言

不生病是我们每一个人的最大心愿,俗话说的好,身体是"革命的本钱",只有不生病,身体健康了,我们才有资本去追求别的东西,也才能获得快乐和幸福。

不仅成人如此,孩子也是如此。

孩子是父母的希望,是祖国的未来,自小就有一个不生病的、健康的身体,能为他们的人生打下坚实的基础。

年轻的父母无不希望自己的孩子能够健康快乐地成长。可事实上,在孩子的成长过程中,会遇到许多棘手的问题。这其中,父母护理的疏漏、意外的伤害、各种疾病的危害以及自身抵抗力的不足、都会对孩子的健康造成威胁。

如何才能让孩子不生病? 如何才能使孩子永葆健康呢?

责任的承担者是父母,只有父母,才能掌握孩子不生病的智慧,才能让孩子健健康康地成长。

需要指出的是,我们这里说的"不生病",并不是就真的有一种让孩子彻底不生病的法门,毕竟,人吃五谷杂粮,又怎能不生病?孩子也不例外。我们在这里想强调的是"治未病"和"护已病"的概念:做好孩子的保健工作,尽量地避免孩子被疾病侵袭;而在孩子得病时,则要做好护理和可以做到的治疗工作,把疾病对孩子的伤害降到最低点。

当然，父母尤其是年轻父母，做家长的经验毕竟有限，要教育好孩子就已经让他们费尽心思了，又要兼顾孩子的健康，做好孩子的"医生"，这的确是难上加难，处理不好的话两边都受累。

因此，为了孩子的健康，也为了能更好地教育孩子，父母需要了解和掌握如何预防、发现和护理、治疗孩子常见病症、突发疾病和心理异常等方面的知识。此外，还要懂得如何调理孩子的饮食，如何为孩子按摩推拿，如何让孩子锻炼身体等等，这其中的学问也都是父母应该了解和掌握的。

本书是送给父母尤其是年轻父母的最好礼物！作者力求从实用角度出发，立意有非常强的针对性，其内容涵盖了与孩子健康相关联的方方面面。虽然涉及了很多儿科方面的内容，但本书文字毫不晦涩，通俗易懂且容易操作；本书给予父母以许多新的角色定位，父母完全可以做好孩子的护理师、急诊师、心理师、营养师、按摩师和健身师，只要做到了，就能掌握让孩子不生病的智慧。

通过本书，希望能让你的孩子更健康、更聪明、更快乐，也希望让年轻的父母认识到，教养其实也可以是一件很浪漫的事情！

目 录

Contents

第一章

<<< 生而神灵，弱而能言，幼而徇齐

——不同时期，如何当好孩子的医生

第二章

<<< 细节处用心呵护——做孩子最好的医护师

第三章

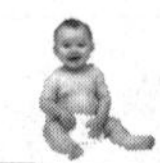

<<< 父母是孩子最好的医生——当孩子得病时

第四章

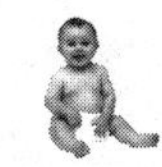

<<< 轻松应对孩子的突发性疾病——做孩子最好的急诊师

第五章

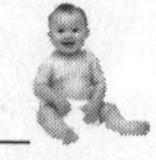

<<< 身体健康，心理也要健康——做孩子最好的心理师

第六章

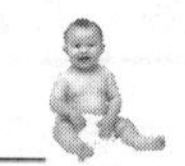

<<< 吃出健康——做孩子最好的营养师

第七章

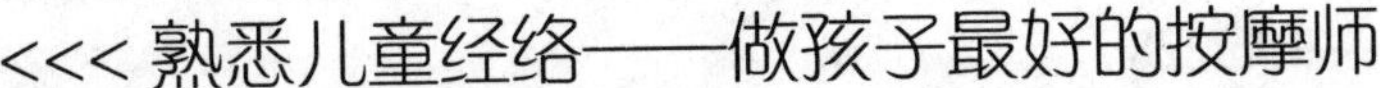

<<< 熟悉儿童经络——做孩子最好的按摩师

第八章

<<< 运动健身——做孩子最好的健身师

第 1 章

生而神灵，弱而能言，幼而徇齐
——不同时期，如何当好孩子的医生

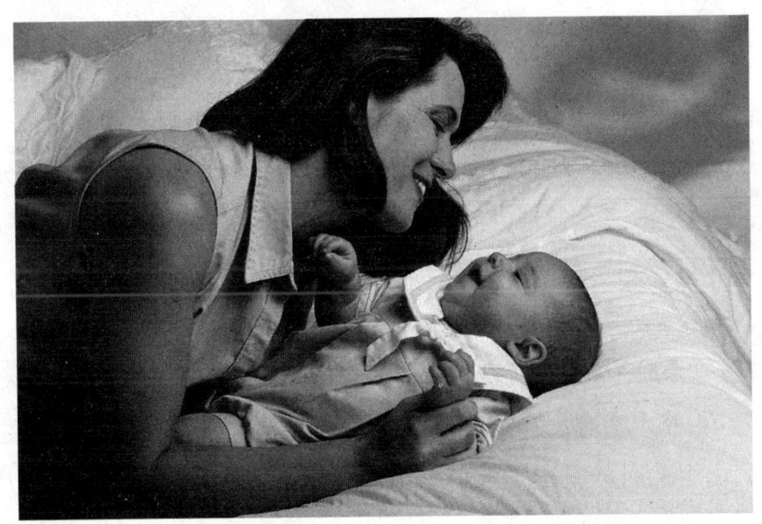

孩子成长的主要阶段

在中医学圣典《黄帝内经》的第一篇，黄帝开始问岐伯之前，也就是对人生、对生命、对健康开始第一问之前，先对黄帝做了一个总的描述：

昔在黄帝，生而神灵，弱而能言，幼而徇齐，长而敦敏，成而登天。

后世很多人在看了这句话以后，往往认为这是神话，是传说，事实上，只要仔细思考一下，我们就会发现，这句话不单是说黄帝的，也是说我们每一个人的生命过程，是人生过程的一个真实写照。这里把人生分为五个阶段，其中前三个阶段其实都是在说孩童时期。只有这三个阶段发展好了，才有可能到达后两个境界。

第一个阶段：昔在黄帝，生而神灵

不知道大家有没有关注小孩子出生时的状态？他们的手是握着拳头的，人出生的时候一定是握着拳头的，而握拳头是重要的养生的方法。这个在《老子》里面讲过，就是叫做握固法，"握固"，就是指大拇指掐住无名指的指根处。这么掐到底是为什么？原因就在于无名指的指根处相当于肝魂的关窍。手能握住这里，就表明我们的经气是特别足的，这条经就是肝经，因为肝主握。小孩子握固的就是肝魂，之所以这样做，是出于小孩子身体的自保功能。小孩有一个囟门，在古人眼里这是灵魂出入的地方，小孩子囟门不合的话，基本上就不会说话，传说老天就是在你囟门未合的时候不让你说话,因为这个时候说话,不定能说出什么话来,这就叫“生而神灵”。小孩手的握力特别特别大,这是为什么?这也是小孩肝气特别足的一个相。

有人研究,人要死了的话,最后一条经脉就是肝经,所以人要死的时候有一个相就叫做撒手而去,因为肝经的力量全都表现在握力上,当你的手指握力出现问题的时候,实际上都是肝经出问题。当人死的那一瞬间,手肝经那个气彻底散掉。人死的时候不管他死前握得多紧,在死的那一瞬间,他的手也就撒开了。所以你有没有握力就是你的肝气足不足的问题。当你在为难之际,第一件事要把手握固住。手握住很重要,手握住以后你能定住心神;出现危险状态时,有的人就会不自觉攥拳头。

第二阶段:弱而能言

我们可以回想一下,小孩子在刚懂事时,会问一些什么样的问题呢?他们会问:“妈妈,我从哪里来?”有的孩子还会问:“妈妈,人会不会死啊?”这些是什么问题,这是二十世纪都没有办法解决的三大问题之一:第一,我是谁?第二,我从哪里来?第三,我到哪里去?什么时候你会想这个问题,你就进入到一个哲学的层面了。

所以说,我们每一个人在出生时,往往关心的会是一些生命本源的终极哲学命题,也就是所谓的“弱而能言”,而不是我们现在所关心的世俗问题,比如“吃了吗?”“你的工资有多少?”“你有房子、车子吗?”等等,这类世俗话题实际上已经失去了我们幼小时候的“天真”,失去了对生命本质进行发问的渴望。

第三阶段:幼而徇齐

我们每个人在幼小的时候,无论是想问题还是做事情都是非常坚决,有什么想法就要落实,想要做什么事情就会立即去做什么事情。绝对不会像很多成人那样,瞻前顾后,犹豫不决,每一个人都是这样!这就是所谓的“幼而徇齐”。

第四阶段:长而敦敏

这是人生开始产生变化的一个关键时刻,就是说孩子在前三个阶段没有太大区别,只要能保持一个健康的身体,就能迎来这个时刻。在长大以后,人就有区别了。关键就在于是不是“敦敏”。“敦”就是敦厚,就是说继续保持小时候的“天真”的心。如果还能保持住那一份纯朴的心,还能保持住刚生下来时的神灵,并且做事敏捷、果断,那么就能进入下一个阶段、下一个境界。而所谓“敏”,在古代是指一个人给别人扎头发,意思是说,真正的圣人在这个时候懂得约束自己。“长而敦敏”的意思是既要保持小时候“天真”的心,又要懂得约束自己的行为,只有这样,才有可能进入下一个境界——成而登天。

第五阶段:成而登天

所谓“成而登天”,对黄帝来说就是登上天子之位。而对于我们每一个人来说,就是达到人生的最完美的境界,到了这个境界,我们的整个人生才算是完美的。对常人来说不是人人都去做天子,而是达到一个最高的境界,登上人生的最美境界。

由此我们可以说,只要保证孩子在前三个阶段的健康,孩子就有资本迎来人生的大变化。那么,在这三个阶段,我们应该如何护理孩子,保证孩子的健康呢?后文,我们将介绍不同阶段护理孩子健康的不同方法。

孕期如何护养胎儿

孕期就是指妈妈怀孕到孩子出生这一胎儿期。在孕期,妈妈要保护胎儿的健康,就首先要认识到在孕期有哪些因素会影响到胎儿。

营养因素

孕期营养不良会给母体及胎儿带来一系列负面影响，使胎儿发育迟缓,严重的话甚至会导致胎儿畸形。故在妊娠12~18周和妊娠最后3个月至婴儿出生后半年内这两个特定时期，应增加孕妇及婴儿蛋白质的摄入量,使婴儿脑细胞得到更多的分裂增殖,可以促进智力发育。医学研究表明，在妊娠前后应给孕妇补充维生素，能够促进胚胎神经器官的正常封闭。维生素B和叶酸是细胞分裂必不可少的物质,若此类营养补给不足,可导致胎儿各组织发育迟缓。由于营养因素而造成的出生缺陷,其波及范围甚广,根据胎儿所缺营养类别,可分别出现神经系统、内脏、骨骼、四肢、面部等处异常或生长发育障碍等。

职业因素

这是指孕妇所接触的工作环境及劳动过程各种中客观因素对胎儿发育的危害。比如胎儿神经系统对铅更为敏感,铅可造成胎儿脑和中枢神经系统的缺陷,使孕妇发生中毒的机会也很大。

情绪因素

新妈妈孕期情绪稳定对胎儿的健康发育将起到良好的作用。因为一切精神刺激均可使大脑皮层与内脏的平衡关系失调，内分泌失调，以致引起肾上腺皮质激素增加，使孕妇子宫活动性降低，血流量减少，胎儿供氧不足，最后易导致胎盘早期剥离。而且肾上腺素对胎儿的作用时间比母体本身长，孕妇的紧张情绪过后，母体的应激状态即开始缓和，但对胎儿影响还在继续。因此，孕期要防止紧张焦虑的情绪。

在孕期，母亲除了要注意这些因素外，还有一些常见的问题需引起重视。

(1)夜里胎动较多是否正常？

白天工作的时候，注意力往往不会集中在胎动上，而到了晚上，新妈妈们往往会为胎动过多而感到担心。如果出现这种情况，新妈妈们要定期做产前检查，让医生教会你数胎动，若胎动过度的话，应该去医院做胎心监护。

(2)孕晚期胎动的次数会减少吗？

孕晚期胎动的次数不会减少，孕妇自我监护时数胎动的方法也没有变化。只是孕晚期随着孩子的长大，子宫内活动的空间减少，孕妇会感到胎动的幅度减少了。

(3)B 超对胎儿有负面影响吗？

B 超对胎儿是否有危害目前医学界还没有统一的说法，但是也不要频繁的进行这个检查，如果没有特殊情况，孕期进行 B 超不能超过 4 次。

(4)过度紧张对胎儿有何影响？

孕期的心情直接影响到胎儿的发育和生长，所以要保持心情的舒畅。建议最好不要服用镇静药，靠心理调节为好。

(5)感冒会影响胎儿吗？

会，且影响较大。感冒的症状常常是由各种病毒感染引起的。孕妇感冒时应该加倍小心,因为怀孕早期是胎儿各个器官高度分化阶段,稍有不慎就可能影响到胎儿的健康发育。比如在怀孕3周时,感冒病毒就可通过血液循环而影响正在进行器官分化与形成的胎儿,尤其可影响胎儿的心血管系统。我们在生活中见到的先天性心脏病的孩子,其大部分原因是母亲在怀孕早期感染了感冒病毒。因此,每一位孕妇都要警惕怀孕早期的感冒症状。一旦发现感冒症状,要立刻到医院请医生帮助。感冒后在考虑用药物治疗时,更要加倍小心。因为,许多抗生素药在怀孕早期对胎儿的器官分化有不良影响。另外,一些中成药的作用不如抗生素那么强烈,但有些中药对胎儿仍然有一定的影响。对于怀孕早期的孕妇而言,尽可能不要自己滥用药物,因为很难评估究竟药物对体内胎儿会产生何种程度的影响。正确的做法是去请教医生。

新生儿的护养

孩子从离开母体(经结扎脐带后)至出生后满28天,这一时段被称为“新生儿期”。这时孩子刚刚离开母体,开始适应外界全新的环境,看上去那么弱小,父母给洗个澡都可能忐忑不安,更何况宝宝的小鼻子小耳朵,还有可爱的眼睛与嘴巴这些脆弱的部位,都极易受到损伤,该怎么保持它们的清洁与健康呢?

新生儿的五官护理

很多妈妈不知道该怎么清洁新生儿的五官,用什么,怎么做,都是第一次,不做不行,做错了更不行。此外,孩子面对并不适应的新环境,难免出点小麻烦,若是小小的嘴巴和眼睛出了问题,父母光是心疼是不够的,此时你的小宝宝需要你更精心的照料。

眼睛:在新生儿眼睑中往往会看到一些微小的出血点。这时,新生儿的眼功能发育还不成熟。大部分新生儿的眼运动不协调, 常有生理性斜视,一般在2~4周内消失。所以,父母不能在婴儿床上方挂固定的玩具,否则,就有可能使新生儿的眼睛产生内斜(俗称对眼)。

鼻子:新生儿鼻尖部分会有粟粒疹,鼻腔相对狭窄,鼻黏膜柔软,血管脆弱,遇到轻微刺激就容易发生充血、水肿,而导致鼻塞。所以,父母轻易不要刺激新生儿的鼻部。

嘴巴:新生儿口腔内牙龈上会有小白点,俗称“马牙”,这是正常生理现象,一般在出生2~3周后消失,父母不必为此惊慌。

耳朵:新生儿耳软骨发育良好,已形成耳廓,出生后2~7天开始有听觉,2~4周就能倾听外界的声音,父母应该加强新生儿听力的培养。

新生儿的皮肤护养

正常新生儿的皮肤柔嫩,表面的角质层薄,皮层下毛细血管丰富,因此皮肤往往呈玫瑰红色。初生时,新生儿皮肤表面覆盖一层灰白色的胎脂,是由皮脂腺分泌的皮脂等组成的,具有保护皮肤、防止感染等作用。出生后数小时,胎脂开始逐渐被皮肤吸收,一般来说,父母不要人为地用水洗去或用纱布等东西将它擦去,如果新生儿头顶部胎脂较厚,可搽一点植物油待其干燥脱落即可。有的新生儿初生时脸好像有些肿,进入这段时间,脸部水肿一般已消失。

婴儿胎毛通常于出生后一周开始脱落,给新生儿洗澡时可看到水中漂着许多细绒毛。在出生后的10~15天中,全身皮肤会呈现干燥、鱼鳞状纹路,以后会脱皮。脐带一般已脱落。

有的新生儿起初头上长有黑发,但不久就陆续脱落,这是正常的,新的头发一般迟早会长出来,这与胎毛完全不同。

新生儿皮肤很娇嫩,局部防御机能差,故很容易受损伤,且受伤处也容易成为细菌入侵的门户,轻则引起局部感染发炎,重则可能扩散至全身(如引起败血症等)。

因此,这段时期的新生儿其皮肤的清洁卫生很重要,头、颈、腋窝、会阴部及其他皮肤皱褶处应勤洗并保持干燥,以免糜烂。每次换尿布后,特别是在大便后应以婴儿护肤柔湿巾清洁臀部,再用护臀霜涂抹,以防发生尿布疹(即红臀)。

脐带脱落后的新生儿,夏天要每天洗一次澡,最好每天洗2次;冬天可每2~3天洗一次澡。

新生儿的口腔护理

有些母亲特别注意新生儿的清洁卫生，就像成人每天刷牙那样，也要给新生儿清洗口腔。其实根本没有必要专门为新生儿清洗口腔，更不能用纱布、手帕、棉签等来擦洗新生儿口腔黏膜，因为这种做法很容易将口腔黏膜擦破而引起细菌感染。

其实新生儿的口腔一般不需要特别清洗，因为新生儿口腔内尚无牙齿，而且口水的流动性大就可以起到清洁口腔的作用。要给新生儿清洁口腔的话，只要在给新生儿喂完奶后，再喂点温开水，将口腔内残存的奶液冲洗掉就可以了。个别的确实需要清洗时，可用干净的棉签，蘸上水轻轻涂抹口腔黏膜，但千万要注意，不能将黏膜擦破。

新生儿采用什么睡姿好

新生儿躺在床上时，父母要不断的帮助其变换体位，不要长时间平卧或侧卧。这是因为，新生儿的头颅骨骨缝没完全闭合，长期处于一种姿势，头颅可能变形。可适当俯卧，俯卧时要有人看护。

父母需要注意的是，不论采用什么体位，都不要将新生儿包裹太紧，更不要用带子紧紧捆绑，以免妨碍其四肢的活动和胸部的运动。一般在新生儿出生的第一天应采用头高略低于脚的侧卧位，以利于新生儿吐出在分娩时吸入的羊水和黏液。第二天即应让新生儿的上半身和头部的高度高于下半身，一般不必枕枕头，即使用枕头，高度也不要超过 3~4 厘米。在每次喂奶后宜使新生儿采取右侧卧位，以利于胃的排空，防止溢奶，并可避免溢奶时奶液吸入呼吸道，引起窒息。

新生儿的大小便有什么特点

正常新生儿出生后，在 24 小时内应排出第一次大便，为墨绿色，黏稠似胶，无明显臭味，此称为“胎便”。若新生儿在出生 24 小时后仍无胎便排出,就应由医生检查是否出现先天性胃肠道的畸形。新生儿无大便时,最常见的畸形是先天性肛门闭锁(俗称无屁股眼)。

吃母乳的孩子,大便呈黄色、黏稠、糊状、无臭味。吃牛奶的孩子,大便为黄白色,较干燥,有时可混有奶瓣,有臭味。正常新生儿的大便次数相差较大,一般吃母奶的孩子大便次数较多,每日 2~3 次,吃牛奶的孩子大便次数较少,每日 1~2 次。但个别的孩子每日大便可达 3~5 次,或者 2~3 天大便 1 次,只要大便时不困难,大便内无黏液、脓血或呈水样便,就属于正常。如果大便次数增多,呈水样、蛋花汤样,或大便内有较多的黏液、有腥臭味,或大便颜色有异常,如白色、绿色或血样便,则应到医院诊治。若新生儿每 2~3 天或更长时间才大便一次,每次大便量很多,或伴有腹胀、呕吐等,有可能是得了结肠病,应立刻带孩子到医院检查。

新生儿在出生后不久即应排出小便,若在出生后 48 小时仍未排尿,则属于病态,需及时就诊。正常新生儿每天小便可达 7~12 次,为淡黄色或无色、清亮透明,无异味。若尿的次数明显减少,或尿的颜色异常,为红色或深红色,能染黄尿布,或者气味异常,有臭味、霉味,则属不正常,应及时到医院检查。

最后,为父母附上一份新生儿健康的十大标准,父母可以作为参考。

(1)新生儿降生后先啼哭数声,后开始用肺呼吸。头两周每分钟呼吸 40~50 次。

(2)新生儿的脉搏以每分钟 120~140 次为正常。

(3)新生儿的正常体重为 3000~4000 克,低于 2500 克属于未成熟儿。

(4)新生儿头两天大便呈黑绿色粘冻状,无气味,喂奶后逐渐转为金黄色或浅黄色。

(5)新生儿出生后 24 小时内开始排尿。

(6)新生儿出生后体温在 37~37.5 摄氏度之间为正常。

(7)多数新生儿出生后第 2~3 天皮肤轻微发黄,若在出生后 2~3 周黄

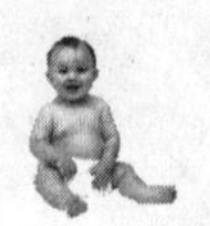

疸不退或加深为病态。

(8)新生儿出生后有觅食、吸吮、伸舌、吞咽及拥抱等反射。

(9)给新生儿照射光可引起眼的反射。自第二月开始视线会追随活动的玩具。

(10)出生后 3~7 天新生儿的听觉逐渐增强,听见响声可引起眨眼等动作。

婴儿期的护养

从出生后 28 天到 1 岁为孩子成长阶段的婴儿期，也称乳儿期。这一时期,孩子的生长发育迅速,生机蓬勃。所以也有人把这个时期称为人生中第一个飞跃期(第二个飞跃期为青春期)。这个时期孩子所需要的营养也多,所以,不能仅靠单纯的母乳喂养,应该逐步增添辅食,以保证婴儿体格成长的需要。但由于婴儿脏腑尚嫩,尤其是“脾胃不足”,肺胃功能也差,饮食、寒温等方面应该继续注意调护。

婴儿不宜睡在父母中间

不少年轻父母晚上睡觉时,总喜欢把婴儿放在父母中间,其实这样睡对婴儿的健康是十分有害的。

人体中脑组织的耗氧量最大。成人脑组织的耗氧量约占全身耗氧量的 20%,而孩子越小,脑耗氧量占全身耗氧量的比例就越大,婴儿可高达 50%。婴儿若睡在父母中间,成人排出的“废气”双管齐下,会使孩子处于一个缺氧和高浓度二氧化碳的环境中,使孩子出现睡眠不安、半夜哭闹等现象,影响孩子的正常生长发育。

此外,婴儿睡在父母中间,也增加了父母无意中挤压孩子的不安全因素,因此孩子还是不要睡在父母之间为好。

婴儿“运动”好处多

运动是重要的生理刺激之一,是系统地刺激器官的有效方法。大脑支

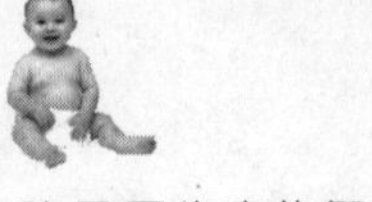

配人的各种复杂活动,而活动又反过来使大脑产生相应的条件反射。这个原理不仅适于大人,也适于婴儿。因此,让婴儿进行一些适当运动,不仅可以提高婴儿的体质,也能促使其智力的迅速发育和完善。

从婴儿期开始,除了父母和孩子之间的一些亲昵活动外,经常给婴儿洗温水澡是他们人生的第一堂运动课。

婴儿满月后,父母即可抱婴儿到室外活动——“散步”,每天5~10分钟。婴儿“散步”时可改善机体的气体交换状况,使体内血氧含量增多,有助于其健康发育。

婴儿2~4个月时,家长应让婴儿适应四肢运动。让婴儿平卧,先将其两上肢交叉伸屈,再将下肢交叉伸屈,最后上下肢同时伸屈。每一动作重复2~3次,锻炼肩部及腿部的肌肉。

婴儿4~6个月时,是开始练习翻身运动的时候。父母可握住婴儿双脚,将其身体左右翻转。婴儿翻身尚不自如时,可一手持其脚,一手持其上身帮助翻身。

婴儿6~8个月时,是开始练习爬行运动的时期。父母在大床上,放置一些可按动的、色彩鲜艳的玩具(带响声更好),这样一来,婴儿将探身、滚爬着去摸拿那些玩具,这恰恰是一项有益的运动,促使婴儿协调性、灵敏性得到很好的发展。

婴儿8~10个月时,父母应开始训练其独自站立的准备运动。让婴儿俯卧,将两脚提起,再慢慢地放下。这样重复多次,以锻炼上身及腕部力量。

婴儿10~12个月时,应开始训练其步行的准备运动。让婴儿蹲着或跪着,拉住婴儿双手,使其立起,这样重复多次,以锻炼其下肢肌肉。

婴儿已初步能行走时,家长可按其两腋,让其跳动,既锻炼各部器官的生理功能,又能增加婴儿的欢快心理;吊挂游动彩球或彩色条,锻炼婴儿颈部和眼睛的功能。同时,可用铃铛的响声训练孩子的反应能力。

值得强调的是,婴儿运动应根据不同生长时期的特点而进行,运动发展循序渐进,不可超前。

给婴儿做按摩的方法

许多父母都知道对婴儿进行按摩的重要性,医学研究指出,给婴儿做按摩可令患腹部绞痛的孩子镇静下来,当然,最重要的还是让父母与孩子有紧密接触的机会。

要给婴儿做按摩很简单,并不需要预先准备什么东西(若要使用按摩油,可选择不会令孩子产生敏感的种类)。动作要轻柔,可播放一些轻音乐,以舒缓气氛,让小宝宝投入你温柔的接触中。方法如下:

(1)把孩子放在小床上,亦可让他躺在你的大腿上。

(2)然后以轻柔的声音对孩子说话,令他放松下来。

(3)先由脚部开始,用手握住孩子一只小脚,另一只手则轻轻由他的脚踝开始往上按摩。

(4)双手移到大腿时轻轻搓动,再由大腿顺着轻抚到足踝。

替婴儿按摩腹部时,以掌心及手指向下滑行的方法,由胸部开始向肚子位置转动,然后再以顺时针方向用双手在肚子打转按摩。

给婴儿喂食的要点

(1)盛乳液的用具需要煮沸消毒。

(2)喂乳不可过快,但也不可过慢。

(3)喂后轻拍婴儿背部几分钟,使婴儿吸入的空气溢出。

(4)不要喂食过多。婴儿消化力不强,食入过多可致消化不良。

(5)不要喂食过少。食量不足,乳液过稀,或为了避免消化不良而未补足热量及蛋白质,时间一长可造成婴儿体形消瘦且抵抗力低下。

幼儿期的护养

从1周岁到3周岁,称为“幼儿期”。这一时段孩子生长发育速度较前有所减缓,各系统的功能逐渐发育完善,语言、行为、表达能力明显增强,乳牙逐渐出齐,前囟闭合。与外界接触也开始增多,活动范围增大,随之接触感染的机会也相应增多,在这一阶段,孩子患感染性疾病的发病率较高,加上由于断奶和饮食内容的改变,还容易发生消化功能紊乱和营养不足,因此,一定要加强护理。

幼儿期日常护理注意事项

幼儿期,孩子自理能力不断增加,父母在日常护理中应注意既要培养孩子的独立性,也要保证孩子的安全和卫生。幼儿衣着应宽松、保暖、轻便,以易于幼儿活动;颜色应鲜艳,因为幼儿往往喜欢明亮的颜色,而且可使幼儿易被司机看到,预防交通事故的发生。幼儿末期,大多数孩子已能自己穿脱衣服,所以父母为其准备衣着应简便易于穿脱。鞋子要舒适,鞋底为平软的厚底,以便保护双脚。

幼儿的睡眠时间随年龄的增长而减少。早期幼儿每晚可睡12小时,白天小睡2次,幼儿末期每晚可睡10~11小时,白天小睡1次。幼儿睡眠习惯养成后,父母尽量不要任意变动。幼儿睡前常需有父母陪伴,或带一个喜欢的玩具上床,以使自己有安全感。就寝前,父母不要给孩子阅读紧张的故事书或做动作剧烈的游戏。

幼儿期不同于新生儿期,应开始口腔的保健。早期,父母可用软布轻轻清洁幼儿牙齿表面，逐渐改用软毛牙刷。3 岁后孩子应能在父母的监督下自己刷牙。为保护牙齿，父母要尽量避免让孩子吃易致龋齿的食物，如糖果等。有些幼儿习惯含着奶瓶，喝着牛奶或果汁入睡，这会对牙齿造成极大危害，应去除这一习惯，或改用杯子喂纯净水。

大小便训练是幼儿期的主要保健工作之一。18~24 个月时，幼儿开始能够自主控制肛门和尿道括约肌，而且认知的发展使他们能够理解应在什么时间和地方排泄。此时幼儿也愿意学习控制大小便以取悦父母，这些为大小便训练做好了生理和心理的准备。大便训练常较小便训练先完成，因为它较有规律性，而且小儿对排大便的感觉更强烈。夜间的排尿训练则到 4~5 岁才能完成。在大小便训练过程中，父母应注意多采用赞赏和鼓励的方法，训练失败时不要表示失望或责备。已经形成排泄习惯的幼儿在环境突然变化时会出现退化反应行为，当小儿情绪安定后，排泄习惯会恢复，父母不必为此惊慌。

不要让幼儿过早地骑童车

有些父母为了锻炼幼儿，过早、过多地给幼儿骑童车，造成幼儿的腿部发育异常，常见的有“Y”形腿和“O”形腿。

为什么会出现这种现象呢？一是部分童车的设计不合理，不符合幼儿期孩子的生理特点和生理保障要求，两脚蹬的间距过大、鞍座离脚蹬的距离过长或过短。二是有的幼儿腿短，勉强伸才够得到脚蹬；而稍大的幼儿腿又较长，骑车时不得不弯曲双腿。幼儿的骨骼正处于生长发育期，可塑性很强，而肌肉的力量较弱，上述这两种情况很容易影响其下肢骨骼的正常发育，导致出现身体形态异常。

此外，如果童车车座较高，重心不稳定，幼儿骑车时不容易掌握平衡，在转弯或速度较快时，常常会跌倒受伤。因此，父母要根据孩子的高矮选择适当的童车，要掌握孩子的骑车年龄，孩子过小或过大都不宜骑童车，

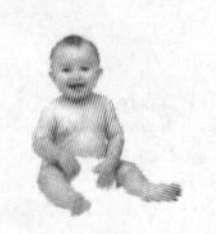

一般在过了幼儿期之后可骑童车,每次骑车时间不宜太长。

幼儿看电视注意事项

幼儿看电视要根据年龄特点，帮助他选择观看一些既看得懂又能长知识的电视节目。幼儿期,孩子随着眼界的扩大和知识的增长,逐渐喜欢看“动物世界”等节目。2 周岁以上幼儿喜欢看小朋友节目。

幼儿看电视应注意:

(1)幼儿眼睛与荧光屏距离要合适,荧光屏距离眼睛越近,眼睛的调节度也越大,眼睛易疲劳,时间长了会形成近视。一般电视与眼睛距离以 1.5 米左右为宜。同时室内应有弱光照明,这样减轻荧光屏亮度与周围黑暗背景的强烈对比,有利于保护幼儿视力。

(2)白天看电视比晚上看好,因白天有自然光做陪衬,可以起到保护视力作用。

(3)连续 20~30 分钟,就应休息一段时间,以免眼睛疲劳。

(4)幼儿睡前不宜看容易引起兴奋的卡通片,这样不易入睡,或睡不安稳。

1 岁幼儿的发育特点

1 岁的孩子度过了婴儿期,进入了幼儿期。幼儿无论在体格和神经发育上还是在心理和智能发育上,都出现了新的发展。

牙齿:已长出 6~8 颗牙。

动作发育:1 周岁的孩子已经能够直立行走了，这一变化使孩子的眼界豁然开阔。

1 周岁的孩子开始厌烦母亲喂饭了，虽然自己能拿着食物吃得很好，但还用不好勺子。他对别人的帮助很不满意,有时还大哭大闹以示反抗。

1 周岁的孩子开始试着自己穿衣服,拿起袜子知道往脚上穿,拿起手表往自己手上戴，给他个香蕉他也要拿着自己剥皮。这些都说明孩子的独立意识在增强。

语言发育：1 周岁的孩子不但会说爸爸、妈妈、奶奶、娃娃等，还会使用一些单音节动词如拿、给、掉、打、抱等。发音还不太准确，常常说一些让人莫名其妙的语言，或用一些手势和姿态来表示。

睡眠：1 周岁的孩子每天需 14~15 个小时，白天睡 1~2 次。

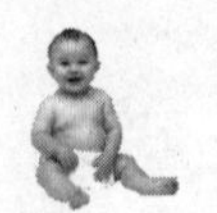

学龄前的护养

从幼儿期结束(3 岁以上)开始,到进入小学(6~7 周岁)之前,这一阶段又称“学龄前”。此期的特点为体格发育减慢,而智力发育增快,能利用语言和简单文字进行学习。所以应加强思想教育、劳动锻炼,培养良好的卫生习惯。另一方面,学龄前孩子活动范围进一步扩大,接触传染病的机会增多,父母应做好防疫工作。

训练孩子独立生活能力

孩子独立生活能力的训练应该从学龄前开始。在孩子即将成为小学生时,应特别考虑他是否已具备如下一些在集体生活中必需的独立生活能力,并进行强化训练,这不仅是为了培养孩子的独立能力,也是为了孩子的健康。

(1)孩子会自己走进厕所大小便吗?会自己穿脱裤子吗?会自己擦屁股吗?

(2)孩子能认清自己的东西吗?会将自己的文具收拾起来吗?会自己削铅笔吗?

(3)孩子知道自己家的地址和父母的姓名吗?知道学校的校名吗?认识从家到学校的路吗?

(4)孩子能简单回答别人的提问吗?在集体中(不是单独一个人的时候)能明白老师交代的事情吗?

(5)孩子会扫地、擦桌子吗?

(6)孩子遇到困难时能想办法吗？需要别人帮助时能把自己的要求说清楚吗？

一般说来，孩子做好了以上的心理准备，就能很快适应学校生活，顺利地度过人生的第一个转折期。如果发现孩子在某一方面心理准备不够充分，那么，在入学前及入学的最初阶段，就需要特别留意，及时“补课”了。

应注意学龄前儿童的心理卫生

一般来说，3 岁以前儿童的大脑内抑制过程的发展是很慢的。约从 4 岁起，内抑制发展会变得很快，为儿童更好地分析、综合外界事物，更好地控制和调节自己的行为提供了生理条件。但这时的抑制过程还比较弱，而兴奋仍占优势。所以，这时期的儿童容易兴奋、激动和喧闹，不能要求他们过久地坐。“爱动”似乎是这一时期的普遍现象。要求他们从事过分细致的作业，常不能胜任。因此，父母安排他们的学习活动时要照顾他们的年龄特点。

游戏是学龄前儿童的重要活动形式。孩子在游戏中不仅丰富了知识，而且还了解了各种人物之间的关系，并初步受到道德品质方面的教育。儿童的游戏需要得到成人的指导，才能发挥游戏的作用。儿童在游戏中，能反映出他自身的生活情景，与父母之间的关系，并通过游戏来发泄被压抑的情绪。

到了学前期，幼儿园的教师不断向儿童提出要求，加上受到集体生活的影响和父母不断的引导，这时的孩子开始使自己的行为服从于成人和集体的要求。这样，儿童的个性就逐渐培养起来。在孩子 5 岁以前，父母和家庭的影响是主要的，如教育正确和引导得当，儿童从爱父母、爱小朋友和爱幼儿园老师，逐渐培养起爱祖国、爱学习和爱劳动的初步的个性倾向。学龄前培养的个性倾向虽然尚属雏形，但对于今后的心理发展具有深远影响。

学龄前儿童最好别喝茶

茶是好东西,除了有时可能导致失眠外,还是优点大于缺点的。此外,中国传统的茶道文化,也让不少人表现出对茶的情有独钟。但所有这些,都是对成年人而言的,对学龄前的儿童来说,茶却可以算是个禁区。

茶里含有茶碱等物质,很容易使人的中枢神经系统产生兴奋。而学龄前儿童的身体正处于发育阶段，身体各系统对于具有兴奋作用的物质的抑制能力较弱,不能像成人那样进行有效的调节。所以,孩子喝茶后,会出现心跳加快的现象,有可能导致体力消耗过大。如果是在晚上喝茶,还会使孩子产生失眠、尿频等现象,影响睡眠,进而影响发育。

茶叶里含有鞣酸和茶碱,这两种成分进入孩子身体后,会抑制孩子身体对一些微量元素的吸收,如钙、锌、铁、镁等。因而孩子过量喝茶或喝浓茶,可能会导致体内微量元素的缺乏,甚至出现营养不良。此外,茶有利尿功能,在利尿过程中,鞣酸和茶碱还会造成钙、磷等矿物质的流失,从而影响身体对营养的吸收。

当然,偶尔给孩子喝少量淡茶,对身体不会有太大的损害,但如果经常给孩子喝茶或喝浓茶甚至凉茶，就会对他们的健康产生一定的负面影响。

学龄期的护养

从6到12周岁，是孩子的学龄期。这一阶段，孩子的生理特点为各系统器官发育日趋完善，特别是大脑皮层功能发育较快，智力加速发展，肌肉发育也逐渐加快，乳牙换为恒牙；生殖系统也开始发育，并逐渐加快，女孩从11到12岁，男孩自13到16岁开始进入青春期，男女性别已有明显区别。此时生长发育显著加快，是体格和智力发育旺盛阶段。

对学龄期孩子，父母要以德、智、体、美、劳全面发展为目标。要教育他们尊敬师长、团结同学、认真学习、遵守纪律、热爱劳动、锻炼身体，形成良好的综合素质。在这一阶段，孩子的发病率进一步下降，但要特别注意用眼卫生，注意防治龋齿，要安排好起居作息，保证充足的营养和休息，注意孩子情绪和行为的变化，减少心理疾病的发病率。此外哮喘、过敏性发炎等，也是这个时期的多发病，所以要慎防孩子感冒。

学龄前营养须知

到了学龄期阶段，孩子的成长速度较为一致，对于食物的摄取也较为固定，但是由于儿童对食物的喜好有所不同，不是多吃，就是少吃，以致发生偏食及肥胖的现象，必须引起父母的高度注意。

这里所说的学龄期儿童是指6~12岁的儿童。一般而言，9岁以前对热量的摄取并无性别的差异，不过到了9岁以后，由于男女儿童的生长情况开始有所不同，相对地对热量的摄取也有所不同。

女生在9~12岁之间生长发育较为快速，而男生则是在10岁以后活

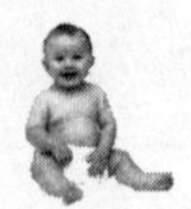

动量开始加大。这个阶段的父母应注意孩子膳食中要含有丰富的蛋白质、维生素、矿物质、以供给学龄期儿童生理的需要。

调查表明,目前造成学龄儿童营养不良的原因大致有：

(1)早餐吃得不好,甚至干脆不吃早餐。

(2)午餐吃得太差。

(3)平时吃太多零食。

(4)不喝牛奶。

(5)因为害怕长胖,强迫自己不吃东西。

(6)父母陪伴孩子吃饭的时间太少,小孩只好自己随便乱吃。

为了满足学龄期儿童各阶段的营养素需要，在饮食供应上父母应注意如下事项：

(1)饮食的营养素组成力求平衡,营养素应依比例分配在三餐之中。

(2)每天至少喝两杯牛奶(每杯约 240 毫升),以便适量供给维生素 B_2、蛋白质、钙质等营养素。

(3)每日要摄取适量的深色蔬菜,以获得维生素 B 及铁质等营养素。

(4)一定要重视孩子的早餐。现在许多学龄儿童由于早晨要上学或有不良习惯,父母又忙于工作,往往不吃早餐或随便草率应付一下,这是对健康十分不利的。早餐一定要吃,而且一定要吃好。

(5)除正餐外,其间可供应 1~2 次点心。点心应含有丰富营养素,避免高热量食品。可选择豆浆、水饺、面条、三明治、馄饨等食物。

防止学龄期孩子产生不良心理及性格

学龄期孩子不良心理和性格的产生,常和家庭、学校教育不当有关,以下几种情况是应竭力避免的：

(1)过分照顾：不敢放手让儿童独立活动,使儿童性格变得消极、依赖、缺乏责任感和忍耐力,出现难以适应集体生活、遇事优柔寡断、无主见的不良习惯和品质。

(2)过于溺爱:易造成儿童撒娇、放肆、神经质、自私等不良心理品质。

(3)过分冷漠:使孩子得不到应有的爱抚和必要的引导,会变得喜欢惹是生非,行为易带有攻击性,有的出现感情冷漠,缺乏爱心。

(4)过分严厉:缺乏对孩子的内心情感交流导致孩子出现胆怯逃避或凶暴反抗两种极端,使孩子养成为了自我保护而说谎、言行不一的坏习气。

(5)忽冷忽热,反复无常:会造成孩子情绪不稳定、多疑多虑、缺乏判断能力。

总之,孩子的心理性格的形成,父母的影响起着重要作用。父母应对子女爱而不娇,严格而民主,使儿童养成热诚、活泼、端庄、独立、协作,善于与别人相处,社会适应力良好的性格。学校的教育可补偿家庭教育的不足,只要家庭、学校互相配合,师长言传身教,就会使儿童身心健康正常发展。

学龄期孩子应进行科学的性别教育

对学龄期孩子进行正确的性别角色教育是非常必要的,这非但关系到孩子日后正常的社会交往、恋爱、婚姻、家庭生活,还会影响其心理发展。

性别教育最终的目的就是帮助孩子养成健全的人格。性别角色是以性别为标准进行划分的一种社会角色,它决定着一个人的行为模式。如,人们要求男性体现出阳刚之气,女性表现出阴柔之美。虽然男女性别是由遗传决定的,但性别角色却是从儿童时期开始受到成人影响、教育的结果。孩子的性别角色意识从3岁以后就开始建立了,而真正形成性别角色意识是在孩子进入青春期之后。

6~12岁的学龄阶段,孩子的注意力转移到学习社会知识和兴趣的培养上,这个阶段属于孩子性别意识的潜伏期。所以,从小就对孩子进行性别教育有益于孩子形成健康的人格,能为他们进入青春期后正确处理两性关系打下牢固的人格基础。

医学研究发现,学龄阶段所受的影响要比青春期阶段所受的影响大得多。在心理咨询中,很多有同性恋倾向的人都会追溯到学龄阶段的经历。但是,现在的性别教育存在着一些误区或缺失,这很容易造成孩子性别角色的错位,带给孩子的将是心灵的扭曲和伤害。例如,国内外儿童教育专家都指出,幼儿园分厕对孩子性别意识的认知有很重要的作用,但在有些幼儿园中,男孩女孩共用一个厕所的现象仍然普遍存在。这一点需要引起父母的重视。

第2章

细节处用心呵护——做孩子最好的医护师

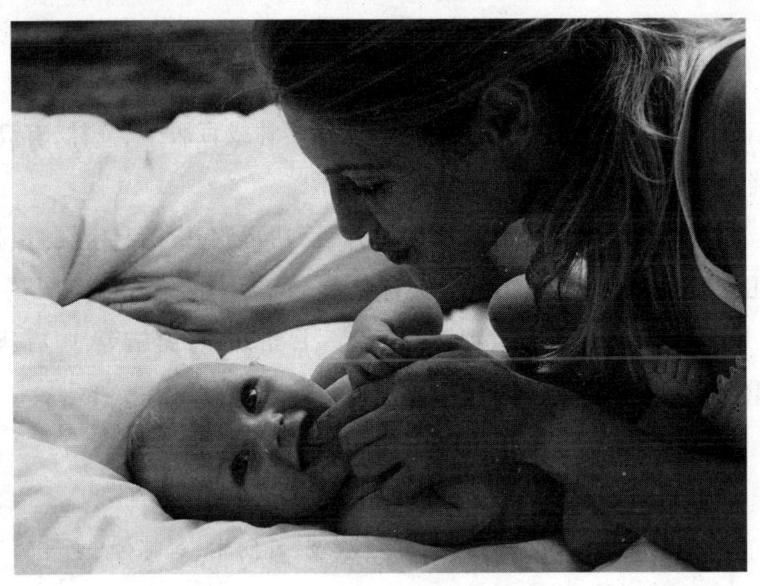

家庭常备药品和器材

家庭常备药品应因人而异,因家庭而异。备用的药物包括治疗常见疾病,如感冒、腹泻、消化不良等的药物。一些家庭中,有的孩子患有癫痫、支气管哮喘及过敏性疾病,家庭应备有治疗这些疾病的药物。

一般药物

(1)退热药:婴幼儿用的退热药有泰诺林或百服宁、美林,有高热惊厥的婴幼儿可备用阿苯片。

(2)抗感冒药:西药有泰诺感冒片、臣功再欣,中药有宝婴丹、猴枣散、健儿清解液、小儿感冒冲剂、小儿热速清、金莲清热颗粒等。

(3)止咳药:西药有奥特斯、息可宁、沐舒坦、富露施等,中成药有小儿消积止咳口服液、儿童清肺口服液、川贝枇杷糖浆等。

(4)止吐药:吗丁啉糖浆等。

(5)解痉止痛药:颠茄合剂等。

(6)助消化药:微生态药物,如金双歧、乳酶生、妈咪爱、小儿胃宝等。

(7)抗过敏药:氯苯那敏、开瑞坦等。

(8)外用药:酒精、碘酒、创可贴、百多邦、湿疹膏、眼药水、风油精、清凉油、京万红、扶他林等。

特殊用药

患儿常见疾病或特殊慢性疾病的药物,如抗癫痫药、平喘药等。

器材

体温计1支，镊子1把，剪刀1把，药棉、纱布、胶布、绷带、棉签等各适量。

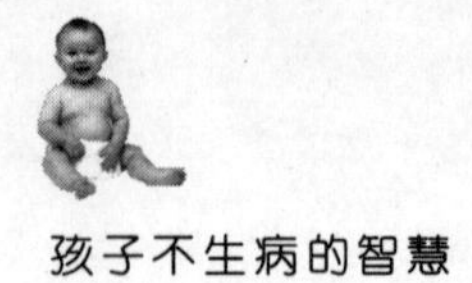

怎样为孩子选择和更换尿布

大多数婴儿一岁以内一般需要日夜包尿布，个别的还需要包到两岁。婴儿在头几个月里每天需要换很多尿布，而且婴儿的皮肤细嫩，容易受到损伤，所以选择什么样的尿布，对婴儿的健康很重要。

婴儿尿布主要有棉布和纸尿片两种。棉布尿布要求柔软、吸水性好，最好是浅色的，长约 0.5 米、宽 0.25 米，可根据婴儿的大小和需要折成多种形式，在夜间特别适用。现在多数家庭是用废旧的衣物作尿布，这就要特别注意挑选柔软、平整的衣物，要用纯棉的，不要用化纤类的。事先要把这些衣物剪好、洗净、消毒。有条件的家庭，可使用一次性消毒纸尿片，这种尿片方便、卫生，也是比较容易更换的。对于那些用棉尿布为主的家庭，也应在家里备些纸尿片，带孩子外出活动或旅行时，纸尿片比棉尿布更为实用、方便。纸尿片对于学步的孩子也特别适用，因纸尿片体积小，不妨碍孩子走路。

尿布应事先准备好，取两块尿布分别叠成长方形和三角形，将长方形尿布放在三角形尿布上，使之成 T 字形，叠好后放在床边备用。若孩子哭闹或估计孩子已大小便了，应先洗手，打开襁褓，从上面拉开尿布，看一下有没有大便排出。如有大便，应用手把婴儿的双脚提起来，用准备好的温水，先冲洗阴部、会阴部，后洗屁股，然后用毛巾揩干，取两块叠好的尿布一齐塞在婴儿臀下，将上面长方形尿布盖住会阴部，再将三角形尿布的三个角在会阴上方搭在一起。如是小便，只用湿毛巾擦一下屁股再更换尿布就可以了。换下来的尿布不要随手乱放，要放入事先备好的盆中，同时将有无粪便的分开。有粪便的尿布，要先用肥皂洗干净，然后用沸水煮烫一遍。有尿的尿布，用清水漂洗干净，晒干即可。

给孩子换尿布应注意：一是要勤换，否则大小便长时间刺激会阴部皮肤可引起尿布疹。二是在冲洗粪便，特别是在给女婴冲洗时，要将干净水从会阴部向肛门方向冲洗，洗完擦净后，可涂点烧开冷却下来的食用油。孩子有湿疹时，臀部要保持干燥，可用100瓦灯泡，在相距50厘米处照射臀部，每日2~3次，每次10~15分钟，再涂以鱼肝油软膏或鞣酸软膏。三是换尿布动作要迅速，特别是在冬季，以免孩子受凉。

怎样为新生儿做保健按摩操

小孩子在睡醒后,父母可用手抚摩孩子的胸和四肢,轻拍各个部位,同孩子逗乐,讲讲话。孩子与父母肌肤的接触既可以传达温馨的爱抚,也可促进孩子血液循环,增强体质,增加机体抗病能力。具体做法如下:

手臂按摩

方法:让孩子仰卧,母亲将左手拇指伸到孩子右手掌中,用其余手指轻轻握住孩子的手。用右手从孩子手腕处由下逐渐向上至肩部,轻轻地、缓慢地用适当的力量按摩左臂,先内侧后外侧。用同样方法按摩右臂,左右各做 6~8 次。

下肢按摩

方法:让孩子仰卧,母亲用左手轻握孩子右脚后跟部。右手拇指、食指与中指形成一个圆,从孩子右脚后跟向膝部方向按摩小腿,反复 5~6 次。然后按摩另一侧腿。

背部按摩

方法:让孩子俯卧,母亲用左手握住孩子的脚,用右手背在孩子脊柱两侧从臀部向头部方向轻柔按摩。或用两手拇指与食指沿脊柱由臀部向头部轻捏皮肤。反复 6~8 次。

脚部按摩

方法:让孩子仰卧,母亲用左手掌贴于孩子右脚后跟,握住右脚,先用右手从孩子趾根部向脚腕方向按摩脚背 5~6 次，然后从脚腕的上部向小腿方向按摩 5~6 次。换手按摩从脚底前部向脚后跟部按摩 5~6 次,接着从脚后跟上部向腿肚方向按摩 5~6 次。换另一只脚按摩。

注意:在给孩子做按摩时既不能用力过度,也不应过于轻柔,过于轻柔会使孩子感到不舒服,所以轻柔中应有一定力度。做完按摩后,可用双手抚摸小儿全身,放松小儿神经,可边抚摸边对小儿说话、逗笑。为避免损伤小儿皮肤,在按摩前最好在手上擦一点润肤油。另外,按摩时不要戴戒指和手表。

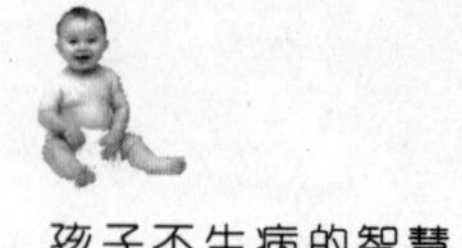

怎样给孩子进行感知觉的训练

孩子出生后一年内，其智力是一生中发展最快的。但是，这种速度依赖于后天所给予的刺激。若出生后只喂不教，那么大脑发育会受阻，或者会发育迟缓。所以说，只有加强早期教育，给孩子进行正确的感知觉训练，才能挖掘孩子的智能潜力，使孩子聪明、健康、活泼。

那么，父母具体该如何做呢？新生儿初期，可以让孩子看一些简单的黑白图片。图片为条形或方块形等多种式样，图片距孩子的视距在25~30厘米左右，看图片的时间不要过长，每看一张图片约7~8秒，每天反复看，看的图片由少到多，锻炼孩子的视觉，增强注意力。在看图片的基础上，父母要在孩子的周围选择鲜艳、体积较大、形状各异的玩具或小动物图样，挂在适当的高度，使孩子容易发现。要经常变换悬挂的玩具和室内饰物，使孩子得到新的感受，启发孩子对新事物的观察力。

父母要经常和孩子逗乐和谈笑。一般在孩子睡醒后、喂奶前和换尿布后，父母怀抱着孩子，用手指在孩子胸前逗弄和欢笑。让孩子看到父母的笑容，听到笑的声音，使孩子的皮肤感到逗的接触，以刺激神经系统的发育。在孩子一天的生活中，不要忘了巩固早期的胎教成果。每天选择在孩子精神旺盛的时间，反复放胎教时期经常播放的乐曲，孩子会情绪安定，精神愉快。在孩子哭时，父母可以模仿孩子的哭声，孩子会暂时停哭，静听是自己发出的声音还是别人发出的声音。当母子一呼一应地发声对答时，孩子会产生一种愉快的沟通欲望，促使他自己发出声音。

尽早的动作训练，可以促进大脑、小脑和神经系统的发育，有利于小儿视、听和身体动作的配合。在出生后的第五六天起就可以在孩子背后用双手托住孩子腋下，拇指支撑孩子头部防止后仰，让孩子足部站在床板上，刺激孩子协调慢步。这是孩子在出生时就特有的行走反射，每天练 2~3 次，每次 2~3 分钟，走时可发出“开步走”口令，使孩子产生听觉和形体的配合，渐渐形成条件反射，促进小儿大动作的发展。

总之，小儿和成人接触的过程，就是孩子学习的过程，也是教育孩子的第一步。通过动作和语言的训练，能使孩子的感知觉水平不断发展，语言和智力能力迅速提高。

小枕头里有大学问

孩子的枕头过高过低，都会影响呼吸通畅和颈部的血液循环，影响睡眠的质量和白天的精神状态，那么孩子的枕头究竟多高合适呢？这要根据孩子年龄和生理特点来确定。

未满月的孩子，脊柱基本是直的，头相对较大，几乎与肩同宽。平卧时，后脑勺和背部处于同一平面，因此没有必要使用枕头，也可用成人洗脸的毛巾叠成四折当枕头用。对于孩子溢乳的现象，也不是能用加高枕头的办法可以解决的。孩子到3个月会抬头时，脊柱颈段出现突向前面的颈曲；6个月会坐后，脊柱胸段出现突向后面的胸曲；1岁时会走，脊柱腰段出现突向前面的腰曲，所以从3个月后，脊柱就不再是直的了。同时随着躯体的发育，肩部也逐渐增宽。这时为使睡眠时体位合适，就应该开始用枕头了。婴儿的枕头的高度为4厘米左右，幼儿则为6~9厘米。

孩子的枕头软硬度也要合适。过硬易造成扁头偏脸等畸形，还会把枕部的一圈头发磨掉而出现枕秃，父母常由此误认为孩子患了佝偻病；过于松软而大的枕头，会使年龄小的孩子特别是新生儿发生窒息的危险。枕芯一般以荞麦皮或泡过茶后晒干的茶叶为好，不但软硬度合适，吸湿性透气性强，且能清洗。其他如稗草籽等类似的物品也可以。

依需求为孩子挑选合适的枕头

每个孩子都是家里的小宝贝，挑选贴身商品时更是马虎不得。替孩子挑选枕头时，应依孩子的身长及高度来着手，才能挑选到合适的枕头。

如果挑选太硬的枕头(如绿豆枕)则无法贴合孩子的头形,太软的(如羽绒枕)又无法给颈椎足够的支持力,且还有窒息的危险,因此,软硬度合适的,才是最适合孩子的产品。

至于枕巾的材质也应选择透气性佳的材质,以免太闷、不透气使孩子过敏。此外,由于孩子往往会流口水,选择一个易清洗的枕头,也可替妈妈省去不少清洁上的困扰。

市售枕头比一比

市面上的枕头种类繁多,父母该怎么挑呢?挑选产品时千万不可贪便宜,最好选择专业,且具有信誉、标志完整的厂家,品质才有保障。此外,仔细比对表里材质,感受产品的密度及重量,并检视外观是否完整,有无破损,这些都是必做的审查项目,千万不可马虎!

此外,选购时也不应贪便宜,一般市面上标榜NT、NT9的产品多属便宜的硅胶枕,为化学发泡物,可能会散发有毒物质,选购时宜当心,嗅一嗅、闻一闻都是不可少的动作。

一般市售产品依照产品的材质及组成,约可分为下列几种:

造型枕:即传统的枕头,材质多半为毛巾布,触感较温柔,且有可爱的图案,可直接清洗,造形多半为甜甜圈状。

抗菌枕:强调表层抗菌材质,对于会过敏的孩子而言,是不错的选择。

乳胶枕:乳胶枕多半较轻薄,且可按体型改变弯度,为天然材质,且具有不易变形的特点,对于过敏、会打呼噜的孩子而言,是另一种选择。

硅胶枕:波浪式的硅胶枕,由于中间有凹槽,具有固定的效果,可以完全吻合孩子的头形。不过,硅胶为化学发泡物,父母选购时应注意闻味道,以免购买到含毒的产品。

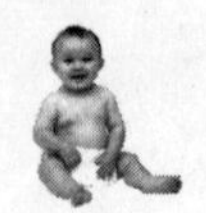

出生六个月内,头型最佳雕塑期

孩子的头型是可以塑造的吗?答案是可以的,不过其关键不在于选对枕头,而是在于不断变换的睡姿。这也就是为什么中国人的脸型多半较大,而西方人多半为窄型脸的原因,因为中国人习惯让婴儿仰睡,而西方人则多半会让孩子趴睡或侧睡。

这是为什么呢?原因在于,婴儿在出生时为了顺利通过狭小的产道,因此头骨是柔软的,同时也是可以塑造的。但由于出生后,头骨会迅速钙化,以便保护头部,因此,如果在这段期间内,都让孩子仰睡,那么后头部在钙化的过程中就会较为扁平。

枕头为什么无法改变孩子的头型呢?原因在于市售的枕头都过于柔软,无法呈受头部的重量,所以就算睡枕头,孩子还是会拥有较扁平的脸。

小儿用药常识

婴幼儿是一个特殊的用药群体，由于各个脏器尚未发育完全，神经系统、骨骼发育也未完善，体内代谢与成人不同，药物反应与成人也有差异，如果简单地把婴幼儿用药列为成人用药的缩小版就不对了。

退热药

发热是机体对病毒或细菌入侵所产生的一种防御反应。发热时吞噬细胞功能加强，抗体产生增多，不利于病原体的生存和繁殖，这对保护机体是有利的。所以，低热或中热时，最好不要给孩子用退热药，尤其是新生儿，体温调节不稳定，退热药的使用更应慎重。

止咳祛痰药

目前儿童止咳祛痰药种类很多，应用也很普遍，如果使用不当同样会给孩子带来不良后果。所以应该根据咳嗽的原因、性质，有针对性地选服止咳祛痰药。一般对频繁的干咳，或痰液不多的刺激性咳嗽，可选用以止咳为主的药物，例如中枢镇咳药。对于痰多的咳嗽不能单用止咳药，以免止咳同时引起痰液滞留，加重感染。治疗此类咳嗽应选用以祛痰为主的药物，例如止咳合剂、复方甘草合剂等。止咳药物一般应放在最后服用，并且服用后应尽量不喝或少喝水，因为止咳糖浆的止咳作用，部分要依靠糖浆覆盖在咽部黏膜表面，以减轻炎症对黏膜的刺激，从而缓解咳嗽。若再喝水，会使药液稀释，失去止咳作用。

腹泻药

秋季一到,腹泻的孩子增多了,医生开的处方中常会包括吸附剂,例如必奇、思密达,此外还包括一些活菌制剂,如妈咪爱、培菲康、米雅等。父母在给患儿服用这些药物时,一定要把两类药品分开。正确的服药顺序是空腹服用活菌制剂,饭后再服用吸附剂,两者之间要间隔一到两个小时。但同样是活菌制剂的培菲康却应该在饭后服用,否则会影响治疗效果。

维生素类药

维生素在儿童的生长发育中起重要作用,但并非多多益善。不少药用维生素有一定的不良作用甚至毒性反应,尤其是脂溶性维生素(包括维生素 A、D、E 等),用量过大或时间过长可能造成体内蓄积而中毒。如鱼肝油(含 VA 与 VD)吃多了可引起发热、厌食、烦躁、肝肾功能受损。维生素 A 补充过量会对软骨细胞造成不小的破坏。水溶性维生素 (包括 B 族维生素、维生素 C 等)虽较安全,但也不能多吃,如 VC 服用过多可诱发尿路结石、脆骨症等。

钙剂

儿童生长发育需要合理补充营养素,一些父母常买钙粉、钙片给孩子吃,那么儿童是否都需要补钙呢?总体而言,两岁以上的孩子户外活动较多,皮肤受阳光照射后会合成维生素 D,而且此时食物品种增多,钙和维生素 D 的来源较丰富,同时生长速度较以前减慢,所以不需要再额外补钙。另外,就新生儿而言,只要出生后吃奶好,在医生的指导下按要求供给维生素 D,一般不需要补钙。如果孩子出现抽筋、厌食、偏食、不易入睡、睡眠浅,或者入睡后爱啼哭、易惊醒、多汗,头发稀疏,容易感冒等问题时就需要补钙了。

判断孩子是否缺钙,最科学且简单的方法是去医院检查,诊断为缺钙的孩子再进行补钙。父母不要认为钙剂补充越多越好，若补钙过量也会带来危害，引起高钙血症，血钙浓度过高，钙如果沉积在眼角膜周边将影响视力，沉积在心脏瓣膜上将影响心脏功能，沉积在血管壁上将加重血管硬化等。同时，儿童补钙过量还可能限制大脑发育，影响生长，因此应该在医生指导下合理补钙。

驱虫药

常用驱虫药物的作用原理是使寄生虫的虫体产生收缩、痉挛以至麻痹，失去活动能力，不能附着于肠壁上，最后因肠的蠕动，使其在排便或泻药的作用下被排出体外。因此宜空腹或半空腹时服药，以利于药物与虫体接触。服药当天饮食宜清淡。

家庭药品应该如何保管

分门别类

对家庭自备的药品应分类保管，放在孩子拿不到的地方。将大人和小儿的药物、口服药和外用药、急救药与常规用药，分开保管，并要标识清楚。一旦需要某种药物时，很容易找到，以免急用时拿错、误服，导致危险。

药品包装

家庭自备的药品尽可能放在玻璃瓶内保存，如购入的散装药品，或剩余的药品，最好分别装入棕色瓶内，将盖子拧紧。如使用以前曾装过别的药品的空瓶子存放药品时，应清洗干净，注意更换标签，以免混淆而错用药物。

标明药名

存放药品的瓶、袋、盒上的原有标签要保持完整，药名要清楚、正确。没有标签时，一定要把内装药品的名称、用途、用法、用量、注意事项和有效期等详细标明。外用药用红字标签标明。

随时检查有效期与失效期

药品均有有效使用期和失效期，应随时检查。过了有效期便不能再使用，否则会影响疗效，甚至带来不良后果。

从外观辨别药品是否变质

无论药品有无注明有效期，用药前都需要从外观上鉴别药品是否变质。并经常清理药箱，药品外观出现变化，应视为变质，要经常淘汰与补充。例如，针剂有颜色改变，有沉淀分层，出现浑浊、絮状物或霉点，以及其他固体结晶等；白色药片颜色变黄，变深，出现花斑、霉点、潮解等；糖衣片表面褪色、露底、裂开、发霉等；糖浆出现较多沉淀、发霉；冲剂有发黏、结块、溶化；眼药水有结晶、絮状物；眼药膏及其他药膏有失水、干涸、水油分离、油败气味等。

合理贮存

药品常受光、热、水分、空气、酸、碱、温度、微生物等外界条件影响而变质失效，应放置于避光、干燥、阴凉处保管。部分易受温度影响的药品，如生物制剂、免疫预防用药及微生态药物等，多应放入冰箱内保存；而酒精、碘酒等制剂，则应密闭保存；中成药更要注意包装和存放，大部分中成药都怕受潮，热天更容易发霉、生虫，应放入瓶中保存；蜜丸，要放在通风、干燥、阴凉处，不要多存久放；容易因潮湿而变质的药品，如氯化钙、酵母片、苯巴比妥、苯妥英钠片、含碘喉片、维生素 B_1 片、颠茄片、阿司匹林、硫酸亚铁、胃蛋白酶、胰酶片等，应密闭保存。

药品放置

家庭药箱应置于儿童不能触及的地方，毒、麻药品应存放严密，加锁保存，以免因儿童误服而造成危险。

不宜保留的药物

每个家庭都有剩余的药物，多数常用药可以保留到失效期，但也有些药物不宜保留。

(1)抗菌药物,一般需要治疗一个疗程,所剩的药品不够治疗下一个疗程,也不宜与其他抗菌药物混合使用,这些药品存放多了不仅不便管理,而且还容易与其他药品混淆,不宜保留。

(2)阿司匹林容易分解,分解后会增加对肠胃道的刺激,不宜久放。

(3)有效期短且没有长期保留价值的药品,如微生态药物、胃蛋白酶合剂等为活菌或蛋白类药物,不宜保留。

(4)有效期短,需要冰箱冷藏,价格较便宜的药品,不宜多保存。

(5)一些药品遇潮容易变质,需要避光保存的药物,最好不要保留。

(6)不能掌握作用与用途的药品,无法判断药品生产日期、有效期,盲目使用会给孩子身体带来危害的药品,也不宜保留。

给婴幼儿喂药的方法

提到喂婴幼儿吃药,相信许多父母都会感到相当棘手。不少父母曾经用尽了各种方法,哄骗、强灌或者将药混合果汁来喂,但最后仍是不得要领。

其实,要顺利喂婴幼儿吃药,父母就必须先掌握给婴幼儿喂药的秘诀。

一气呵成

给患儿喂药必须充分掌握时机,一旦把药拿了出来,就要刻不容缓,把药送进患儿的嘴里。虽然父母的动作可能会有点粗暴,但与其拿着药水考虑怎样让患儿喝下去,徒然增加患儿对吃药的恐惧和抗拒,不如赶快张开患儿的口喂他,然后再给他喝水或果汁。父母要以轻松自然的态度喂患儿吃药,减少患儿对药物的抗拒。

空腹喂药

患儿吃过奶或其他东西后,因为肚子饱饱的,常会不肯吃药。因此,最佳的喂药时间是在患儿肚子有点饿的时候。医生开给患儿的药,药性一般不会太强,所以除非注明饭后服用,否则不必担心空腹吃药会伤害患儿的胃。

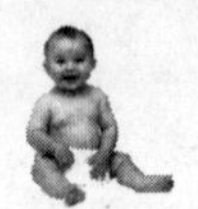

减少苦味

特别是药粉,一定要加水稀释后才给患儿喝,一来不致太苦,二来比较容易下咽。不过,稀释时千万不要用太多开水或果汁,以免使患儿觉得要喝的药很多,因而影响心情,抗拒吃药。此外,未满3个月的婴儿较易呛着,只可喝清水稀释的药。

具体喂药方法如下:

奶瓶喂药法

利用婴儿平时惯用的奶瓶来喂药,是一种简单快捷的喂药法。把药倒进奶瓶里让婴儿吮吸,婴儿肚子饿时最容易接受。如果是糖浆,可以加点水,让婴儿容易吸食;若是药粉,可加水或果汁,摇匀溶化,但水不可过多,以免婴儿喝不下去。喂过药的奶瓶不要立即用水冲洗,可以等下次婴儿口渴时,和清水混在一起喝,这样残留在奶瓶里的药就不会浪费掉了。

汤匙喂药法(糖浆药水)

把糖浆药水倒在汤匙上,妈妈用一只手把患儿的身体和手抱紧,另一只手捏住患儿的下颚使之张开并固定,然后爸爸用汤匙将药送到患儿舌根近喉咙处。这样患儿感到药苦的时间短,同时药水又不容易泼洒出嘴外。如果患儿用舌头将药水挤出来,只要用汤匙接住,再灌入患儿的口中即可。如果汤匙上还残留有药,可再加点水,送入患儿嘴里。

吸管喂药法(糖浆药水)

用吸管吸上药水,从患儿嘴角喂入。使用吸管时,注意千万不要将吸管探人患儿的喉咙深处,否则患儿容易呛着,最好的方法是采用管径较小的吸管。吸完药后,再用吸管吸一点水来喂患儿,这样吸管内便不会有残留的药液了。

用手指将药涂在婴幼儿口里(药粉)

妈妈可先在药粉中加一点水,搅成糊状,然后用手指将药粉涂在患儿嘴角内侧,再让患儿喝些清水。切记不要把药和奶混在一起喂患儿,因为某些药物与蛋白质混合会失去药效。

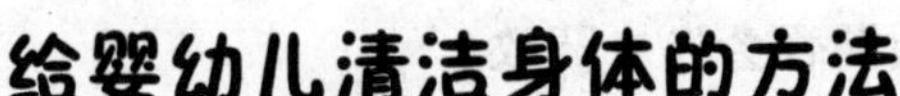

给婴幼儿清洁身体的方法

婴幼儿的新陈代谢比成人旺盛,皮肤的分泌物也多,身体容易产生油垢,所以应该经常清洁。

婴幼儿因生病而无法进行洗浴时，妈妈应用浸温水的毛巾来为患儿擦拭身体,这样既卫生,同时患儿也会感到舒服;

婴幼儿皮肤出现湿疹时会感到痛痒，可用淋浴方式来给患儿冲洗身体,这样对皮肤的刺激会比较小;

婴幼儿患突发性麻疹、水痘等疾病,只要烧退了,就可以淋浴,但不可使用肥皂,也不能用毛巾来摩擦出疹部位;

如果夏季婴幼儿长痱子的话,冲澡后妈妈千万要擦干婴幼儿的身体,换穿干燥的衣物,避免着凉;

如果婴幼儿腹泻不停的话,臀部可能会红肿溃烂,如用毛巾或卫生纸擦拭,发炎现象会更加严重,疼痛也会越来越剧烈。此时,妈妈可用温水将患儿臀部清洗干净,然后,用柔软的纱布将水分吸干,才可垫上尿布。

下面,我们再来说说给患病婴幼儿擦身体的具体方法。

将室温调到25℃左右。准备好大浴巾、给患儿擦拭身体用的毛巾或纱布、肥皂、脸盆、足够的温水。准备齐全之后,将患儿的衣服脱掉,用厚浴巾将患儿包裹起来,让他躺在床上。依患儿的脸、手、腹部、背部、脚、臀部的顺序来擦拭。只露出要擦拭的部位,其他部位尽可能地用浴巾包裹起来。

待全身擦拭完毕之后,用包裹的浴巾将患儿身上的水分完全吸干,立即给患儿穿上干爽的睡衣。因为潮湿会导致患儿体温下降,所以,妈妈动作迅速是非常重要的。

给患儿穿着完毕后，可用湿毛巾擦患儿头部，然后，再用干毛巾来擦干水分。

家庭常用消毒法

日光消毒法

日光中的紫外线具有良好的天然杀菌作用,物品在日光下直接曝晒6小时,不可隔着玻璃窗,才可达到消毒的目的。所以小孩的枕头、被褥、毛毯、棉衣裤、毛衣裤、玩具等可经常在日光下曝晒,以减少细菌繁殖,避免病菌入侵体内而致病。曝晒时应注意翻动物品,使各个面都能直接受日光照射而起到消毒作用。

煮沸消毒法

煮沸消毒法主要适应于小儿的食具及用具,如奶瓶、碗筷、匙、纱布、毛巾等。此方法简便可靠,通常将食具或用具浸没在水里,煮沸20~30分钟后即可起到杀菌作用。如果是结核病、伤寒病、病毒性肝炎等病人的食具或残羹都可采用煮沸消毒法,待水开后再煮沸30分钟以上,便可起到消毒灭菌作用。

药物消毒法

药物消毒的种类较多,由于药物消毒与药物的稀释比例或浓度相关,否则不能很好发挥药物的有效成分而达不到消毒目的。所以一般家庭备些常用消毒药物即可。

父母如果在家里准备一些常用的外用消毒药, 碰到婴幼儿小伤小病就没有必要跑医院了。有的家庭虽准备了一些外用药,但由于父母不了解各种外用药的性能，不一定会正确使用，因此有必要对常用的外用药作一简单的介绍。

酒精

一般医用酒精的浓度是75%。酒精是最有效的皮肤消毒剂之一，医院里的一些操作，如肌肉注射、静脉注射、静脉取血都需酒精消毒。家庭里酒精多数用于皮肤感染，如小疖肿、脓疱病等，可用酒精涂擦，起到杀菌消炎作用。酒精稀释后用来进行酒精擦浴，帮助发热的婴幼儿退热。新生婴幼儿如果有脐带感染可用酒精清洁脐部，以达到消毒、消炎的目的。酒精容易挥发，所以应用瓶装加盖保存。

碘酒

碘酒是碘或碘化钾溶入酒精配制而成的，一般常用浓度是2%~2.5%。碘酒和酒精一样是良好的皮肤消毒剂，具有杀菌、抑制细菌生长的作用，碘酒的应用范围同酒精，但对皮肤的刺激较酒精大，特别是新生儿要慎重使用。皮肤外伤未破裂及患毛囊炎时，碘酒有消毒、阻止毛细血管出血、消肿、杀菌的作用。黏膜处如嘴唇等不宜用。碘酒的化学成分不稳定，必须保存在加盖的深色小瓶内，并放在阴暗处。

龙胆紫

龙胆紫俗称紫药水，一般用1%~2%的水溶液或酒精溶液。它既可杀灭表浅真菌也可杀灭细菌，皮肤的各种感染、溃疡都适用。它还有收敛作用，对于糜烂，有渗出的创面很有效。其毒性和刺激性均较小，不但可以用于皮肤，还可以用于黏膜。紫药水也需保存在阴暗干燥的地方，瓶塞要塞紧，以防酒精挥发。

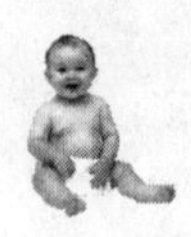

高锰酸钾

简称PP粉，俗称灰锰氧，它是一种紫色结晶体，很易溶于水，溶液呈紫红色，一般外用时多配成1:5000的溶液，家庭使用时仅用数粒晶体放入一小盆水中，视溶液呈淡紫色即可。它是一种很强的氧化剂，对有机物有氧化作用，从而达到杀菌目的，身体一些特殊的皮肤黏膜的炎症如甲沟炎、包皮龟头炎、肛门周围炎或脓肿及一些慢性溃疡等，常用高锰酸钾溶液消毒。由于高锰酸钾本身是氧化剂，水溶液不能久置，应随用随配。此外应注意溶液浓度不易过浓，否则可引起皮肤灼伤。配成的溶液或高锰酸钾晶体千万不能被婴幼儿误服，以免引起食道烧伤。

红汞

俗称红药水，是一种常用的皮肤消毒剂，适用于各种外伤，本身刺激性小，皮肤黏膜发生破裂者也可使用。

夏季如何帮助孩子防蚊

夏天来临，除了炎热的气温，最令人讨厌的就是那些飞来飞去的“吸血鬼”——蚊子。如何让孩子避免蚊虫叮咬，成了父母们的重点工作。

预防工作

(1)室内。

注意室内清洁卫生，不留卫生死角，不给蚊虫以藏身繁衍的场所；

开窗通风时，要用纱窗做屏障，防止蚊虫飞入；

在厨房、卫生间等角落定期喷洒杀蚊虫的药剂，但最好在小孩不在的时候进行，并注意通风；

为了让孩子在睡觉时不受蚊虫侵扰，可以在小床上配上一个透气性好的蚊帐；

使用电蚊香，但注意蚊香不要离孩子太近；

为孩子涂抹驱蚊剂；

在孩子洗澡的时候，可以在水中放点花露水，也能起到驱蚊的效果。

(2)外出。

尽量给孩子穿长袖衣服，出门前可给孩子全身涂抹些驱蚊剂；

外出旅游时应带好驱蚊用品，比如蚊香、驱蚊剂和蚊帐等，不要在河边、湖边、溪边等靠近水源的地方驻扎；

尽量避免在草丛中行走。

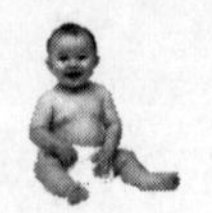

被蚊虫咬伤后，孩子会有哪些症状

孩子被蚊虫叮咬常会引起皮炎，这是夏季小儿皮肤科常见病症：

(1)叮咬后，面部、耳垂、四肢等裸露的皮肤会出现丘疹或淤点，也可出现疱疹或水泡。

(2)损害中央可找到刺吮点，像枕头大小暗红色的淤点，孩子常会感觉瘙痒、烧灼或疼痛，从而发生烦躁、哭闹等情况。

(3)如果症状严重，孩子可表现为眼睑、耳廓、口唇等处明显红肿，甚至发热、局部淋巴结肿大。

(4)如果孩子被叮咬后，用手抓挠或发生过敏现象，局部可出现大疱、出血坏死等严重反应。

被蚊虫叮咬后该如何处理

一般，处理孩子被蚊虫叮咬的伤口，父母应该分三步走：

第一步：止痒。

一般性的虫咬皮炎的处理主要是止痒，比如，涂抹虫咬水、复方炉甘石洗剂，也可用市售的止痒清凉油等外涂药物。

第二步：消炎。

对于症状较重或有激发感染的患儿，可内服抗生素消炎，同时及时清洗并消毒被叮咬的局部，适量涂抹红霉素软膏等。

第三步：防抓挠。

为了防止孩子抓挠痒处，这时父母可以帮孩子剪短指甲，以避免孩子抓破伤口导致感染。

注意孩子的衣着

孩子的衣着以简单、宽松、易穿脱和便于孩子活动为原则。对皮肤过敏的孩子,忌用化纤制品直接接触皮肤。衣着不宜过多,父母可根据孩子手足冷暖调节衣服。会走路的孩子以不出汗为准。

被褥

孩子睡觉用的垫被,最好选用较旧的棉胎,不要太软,不可睡沙发,这对脊柱发育不利。盖被则应选择柔软、通气性强的新棉絮。被套、床单、枕头套以棉布缝制为宜,而且要定时洗晒,以保持清洁卫生。

衣裤

孩子的内衣裤最好选用浅色、柔软易洗的棉布织品,衣、裤不要有硬的缝和边,以免擦伤皮肤。外套也应浅色,以便及时发现污垢而清洗。不要给孩子佩戴任何小装饰品,防止误吞而发生意外。

衣服的袖口要宽大些,袖子也不要太长、太紧,裤管也不要太小,以免影响孩子手、脚的运动。钮扣应圆钝而不带棱角,并要经常检查有无松动,以免孩子抓握物品玩耍时纽扣脱落,而误吞入气管造成意外。

裤子最好用背带,如果用松紧带,则一定要宽松,千万不要勒得太紧,否则会影响小儿呼吸和胸部骨骼的正常发育。会爬、行走时最好不要穿开裆裤,以免引起尿路感染。

鞋袜

婴幼儿的鞋、袜一定要略为宽松些，使小儿有活动和生长的余地。当婴幼儿学习走路时，应选择软底，且宽阔平坦的鞋子。即使是年龄较大的孩子，也不必买太大的鞋子，要以鞋底有一定硬度和弹性、合脚、略宽大为原则。这样有利于孩子的生长发育。

培养孩子讲究卫生的好习惯

讲究清洁卫生不仅是预防疾病、增进健康的需要，也是社会主义精神文明建设中的一项重要任务。讲不讲卫生不是小事，它关系到每个社会成员的生、老、病、死与民族的繁衍，关系到国家的繁荣和富强，是社会风尚好坏的一个重要标志。中华民族向来就有着爱清洁、讲卫生的优良传统和良好习惯。在现代社会，养成讲究清洁卫生的好习惯特别重要。它是一个人文明的表现，既体现了良好的个人面貌，又包含了对他人的尊重。对孩子来说，养成讲究卫生的习惯也非常重要。要想孩子做到干干净净、健健康康地过每一天，父母就有必要培养孩子以下一些良好的生活习惯。

要养成勤洗的习惯

就是要勤洗手、勤洗脸、勤洗头、勤洗脚、勤洗澡和勤理发、勤剪指甲，这不仅能清洁身体，保证卫生，而且能够促进血液循环，增进健康。特别是人的双手每天要接触很多东西，往往沾染上许多污物和细菌。据查，一只未洗净的手上有四万到四十万个细菌，一克重的指甲垢里藏的细菌和虫卵有三十八亿之多。孩子的双手更易沾染细菌，所以一定要帮助孩子养成饭前、便后和手脏时及时洗手的习惯。洗手时要用肥皂认真搓洗，如果只用水冲冲是洗不干净的。外出归来和用餐进食前特别要洗手。

勤换衣服和手帕、鞋袜

当你的孩子有着整洁的领口和袖口的时候，站在他人面前会很有信心;当你的孩子穿着干净鞋袜的时候,不仅给自己一份好心情,也是尊重他人的表现。因此,建议你的孩子勤换衣服、手帕、鞋子、袜子,尤其是内衣,不要因为他人看不见就不在意。衣服整洁就好,讲卫生比讲名牌更重要。

定期整理和清洗书包

最好每月刷洗一次书包。因为书包是孩子每天都要携带的,经常清洗可以清除细菌。同时,它的整洁也关系到个人的卫生面貌,背上干干净净的书包,会给自己一个好心情。

注重牙齿健康

不仅早晚要让孩子刷牙,每次饭后也要仔细漱口。睡觉前不吃糖果、饼干等。不要长期用同一种药物牙膏。药物牙膏虽然对某些细菌有一定的抑制作用,但是,如果长期使用同一种药物牙膏,会使口腔中的细菌慢慢适应,产生耐药性,这种药物牙膏就起不到应有的作用了。因此,我们在日常生活中,应定期更换牙膏。牙刷也要经常更换(至少每三个月换一次)。

不挖耳朵,不抠鼻孔

防止孩子将异物塞入耳内,防止孩子洗脸、洗澡时把水弄进耳内,以免损伤鼓膜,引起中耳炎,影响听力。要培养孩子用鼻子呼吸的习惯,这样可以使吸入的空气经过鼻道时变得洁净、温暖和湿润,保护呼吸道和肺,使孩子免得疾病。

不吃不干净的食物

告诉孩子,地上拣的东西绝对不能随便往嘴里放,生吃瓜果一定要洗干净, 最好削皮。有的孩子吃瓜果时只在自来水中把瓜果一冲就算洗过了,其实这达不到消毒杀菌的目的。应该用刷子或丝瓜瓤擦上洗洁精把瓜果刷洗干净,再冲洗几遍,然后擦干净才能吃。

不用卫生纸擦拭餐具水果

医学检测证明,许多卫生纸消毒并不过关,即使消毒较好的产品,在存放过程中也容易被污染。用这样的卫生纸来擦拭碗筷或水果,并不能将物品擦拭干净,反而还会在擦拭过程中带来更多的病菌。不用白纸包食物,因为白纸在生产过程中,会加用漂白剂及带有腐蚀作用的化工原料,纸浆虽然经过冲洗过滤,但仍含有不少化学成分,会污染食物。

勤洗抹布擦桌子

实验显示,全新的抹布在家庭使用一周后,滋生在其上的细菌之多会让人大吃一惊。而在餐馆、大排档、地摊食品桌,抹布的卫生情况会更差。因此,用抹布擦桌子,应当先洗净再用,抹布每隔三四天就应该用水煮沸消毒。当然,如果能使用一次性桌布,则可避免抹布所带来的危害了。为了孩子的健康,也为家庭的健康,父母有必要这样做。

讲究用餐卫生

用餐前餐桌要擦干净,要让孩子认真洗手。与他人同桌用餐时,应给孩子专用的筷、勺等餐具,孩子抵抗力低,通过公共餐具的传播,菌毒很可能侵入孩子的身体。

保护好孩子的“心·灵之窗”

眼睛是孩子的心灵之窗，一双明亮的眼睛会伴随孩子一生，而视力不佳则会给孩子的学习、生活以及未来工作带来太多的麻烦，因此父母对于孩子日常生活的护理，要特别重视保护好孩子的眼睛。

日常注意保护眼睛首先要防止眼外伤

对学龄前儿童，要选择安全的玩具，不要玩尖锐器具，要做一些安全适当的游戏，不要做危险性大的游戏，更不要燃放烟花爆竹。

读书写字时要保持正确姿势

要保护好孩子的眼睛，就要培养其正确的看书、写字姿势。读写姿势要端正，写字看书时上半身要直，头不歪，不前倾，也不要伏在桌子上。眼与书本要保持一尺左右距离。读书、写字的时间不宜过长，每隔 40~45 分钟可以向远处眺望一下，让眼睛得到放松。长时间持续阅读，会使眼睛疲劳，易得近视眼。

读写时所用的桌椅高度要根据孩子的高矮来定，桌面的颜色不要太亮，减少反光。孩子书写用的纸张应尽可能选用不反光、不透光的洁白纸张。

选择合适光源

在合适的光源下看书才对眼睛有利。室内光源有两种，一种是自然光，一种是照明设备产生的光。在这两种光源下看书都要强度合适才有益。不要在光线昏暗的地方看书,否则会使眼睛看不清物体,而眼睛要看清物体,肯定会把物体靠近眼睛,这样时间一长,眼睛的屈光系统就会发生变化,从而形成近视。也有人就选择了在光线很亮的地方看书,其实这么做也是有害于眼睛的。光线有明亮度和光辉度之分,如果光辉度太强,人就会感到刺眼、晕眩,细小的物体也会看不清,人就会努力去看,眼睛就易疲劳。因此看书要选择光线适宜的地方。大家都知道不要在强烈的日光下看书,这样刺激眼睛。即使不看书,强光下行走最好也要戴上太阳镜。

光线昏暗时,使用台灯看书比较适宜。而台灯应该选择白炽灯或者护眼灯,这是因为日光灯有频闪,虽然不易察觉,但这种闪烁却很容易造成眼睛疲劳。而白炽灯就不同了,它虽然亮度不如日光灯,却比日光灯的光亮度自然、柔和得多,对眼睛的刺激也小得多。因而作为读书写作用的照明器具,台灯宜选用白炽灯。

护眼灯既有日光灯的明亮又有白炽灯的稳定,用来看书对眼睛最好。另外如果条件允许,除要打开台灯外,室内也应该打开其他大灯,这样可不致光线明暗反差太大而使眼睛产生疲劳。

以下情况下不宜让孩子看书

(1)不要在摇动的车上看书,因为车上晃动不已,光线往往又不适宜,看书者往往拿着书跟着行驶中的车抖动,为了连续地看一段文字或物体,就要不断地去抓住随之左摇右晃的它们。再加上光线不适宜，太亮或太暗,就会看不清细小的物体,这样眼睛就易疲劳,还容易产生晕眩。

(2)不要躺在床上看书。有人说,躺在床上看书只要把书本放到一尺之外,效果不就跟在桌子前一样吗？肯定是不一样的。躺在床上看书时,看书者往往不能把书本放水平,这样物体离两只眼睛的距离不一样,手拿着的物体也不能一直保持平稳，而且看书者也通常不易把书放在一尺之外

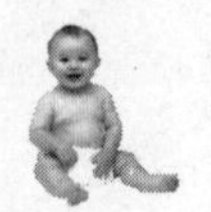

的地方，长此以往，很容易造成眼睛的各种症状发生，如斜视、近视等等。

平常多吃对眼睛有益的食物

如多吃含有维生素A的食品。为了预防孩子的眼病，在饮食上应注意：维生素的缺乏会导致眼病，影响视力。为了防止营养的缺乏，首先要注意婴儿的喂养，在发育的各个阶段及时添加辅助食品。对不用母乳喂养的孩子和早产儿，尤其要注意给予含有丰富维生素A的食物，如牛奶、蛋黄、动物肝脏、鱼肝油及新鲜蔬菜、水果。孩子断奶后，也应该补充富含维生素A的食物，如肝类、胡萝卜和各种蔬菜、水果等。要防止孩子挑食和偏食，食品应该多样化，有荤有素，互相搭配，这样各种维生素和其他营养物质均能摄入，才能保证孩子的眼睛和身体的正常发育。

要经常让孩子做眼保健操

眼保健操是一种有效的保护眼睛的自我按摩疗法。读书时间过长产生视疲劳，眼保健操通过自我按摩眼部周围穴位和皮肤肌肉，达到刺激神经、增强眼部血液循环、松弛眼内肌肉，消除眼睛疲劳的目的。眼保健操用于学校课间，起到放松眼睛，消除视疲劳，防治近视的作用。

学习计算机时如何保护眼睛

现在计算机已普及到家庭，那么孩子们学习计算机时如何保护眼睛呢？首先，视力不好的孩子，要矫正视力，戴上合适的眼镜，这样看荧光屏上的字就不会吃力；其次，每次操作时间不要太长，要注意适当休息，并做眼部按摩、眼保健操，充分放松眼睛，要有间隔的离开电脑走动走动看看远处，这样有利于解除眼睛的疲劳，从而达到预防近视、保护眼睛的目的。

不要用手揉眼睛

用脏手揉眼睛，会把一些病菌带进眼里，引起眼睛发炎，有时也会把手上的沙粒揉进眼睛里。若眼睛里进了沙子等异物后，用手揉眼睛就好似用一个砂轮来回摩擦眼睛一样，造成黑眼珠的上皮损伤，严重时还会感染发病。如果眼睛发痒，可以滴消炎眼药水，眼睛里进沙子时，应先用消炎眼药水冲洗，再去医院治疗，千万不要用手揉眼睛。

另外要提醒各位父母：在孩子青少年时期，学习繁重，不可避免长时间看书、写字，用眼较多，这样会很容易造成视力下降，患上近视眼。如果父母发现孩子眼睛有近视迹象，一定要及时采取措施，以防其发展下去，使视力严重受损。

孩子爱眯着眼睛看东西是近视的表现，如果排除了其他原因的眯眼，则说明孩子视力已不好，应该及时带孩子去医院检查及早治疗。如果进一步出现看书、写字时把书本离得很近，并且阅读时间长很容易出现眼胀、酸痛等视疲劳现象，则提示近视的程度又有所增加，更不能耽误治疗。有条件时，父母最好在每个假期带孩子到医院做一次详细的眼部检查，这样有助于及早发现孩子近视或其他眼病，及早得以矫正治疗。

近视眼早期治疗效果是肯定的，一是有可能恢复原有视力，即使不能恢复也能防止其往深度近视发展。因此如果发现眼睛有近视迹象，一定要及时采取措施，以防其发展下去，使视力严重受损。

如果孩子已经患上近视，就首先要带孩子去配戴眼镜。要选配一副合适的眼镜，首先要进行正确的验光，要在正规的医院进行，验光后根据情况由医生指导配镜。

验光检查的第一步是散瞳，不同年龄的孩子散瞳方法不同。散瞳的目的是除去假性近视因素，散瞳验光所获得的数据是真性近视的度数。只有经过散瞳验光后才可配镜。

配镜时应注意以下几点：第一，眼镜的度数一定要同验光的数据相

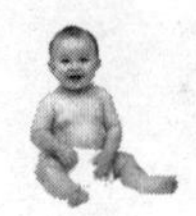

符。第二,根据孩子脸型大小及瞳孔距离,挑选合适的镜架。第三,双眼镜片的几何中心距离与瞳孔距离一致,镜片要质地透明、没有裂纹及斑点。第四,眼镜戴好后,应与面部呈 10~20 度左右的倾斜角,这样既便于看远处物体,又利于阅读。

下面是一些戴眼镜的常见误区:

(1)孩子只需在学习的时候戴眼镜。否,这样会对眼睛更有害。

(2)只是一只眼视力低,不用管它,没关系。否,不仅这只眼会变坏,还会影响到另一只眼睛。

(3)冲洗隐形眼镜时可使用家庭用的洗涤用品。否,这样做会损坏眼镜,也会损害眼睛。

(4)戴着隐形眼镜点眼药水也可以。否,这样做会影响药效。

(5)太阳镜颜色越浓,越能防止紫外线伤害眼睛。否,只有质量合格的太阳镜才能防紫外线,太阳镜不是颜色越浓越好。

(6)戴着隐形眼镜睡觉没关系。否,戴着它睡觉,早晚会害了你的眼睛。

最后介绍几种点眼药水及眼药膏的方法:

右手持药水或药膏,左手食指将下眼皮轻轻往下拉,眼睛往天花板看,将药水或药膏点入下眼皮与眼球间的沟槽,药水一次只点一滴,药膏点约半公分长,点入后轻眨两下然后闭目休息三分钟,父母最好协助孩子点药。

第3章

父母是孩子最好的医生——当孩子得病时

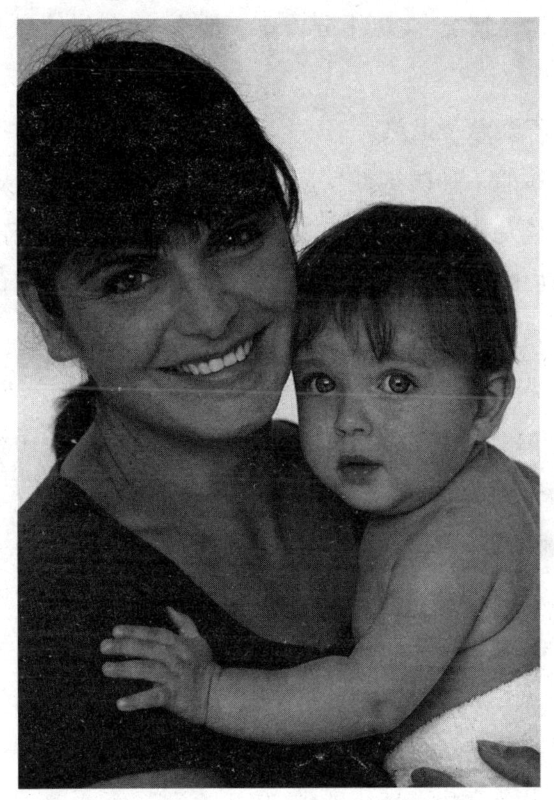

感　冒

小儿感冒的主要症状有发热、流鼻涕、鼻塞、咳嗽，有时可伴有呕吐和轻度腹泻。尤其周岁以内的患儿全身症状重，多为高热、不吃奶，甚至还有抽风等。看到这种情况，父母十分着急。那么，该怎样给患儿合理用药呢？

小儿感冒不要急于退热

发热是身体的一种防御性反应，既有利于歼灭入侵的病菌，又有利于孩子的正常生长发育。但高热时(39℃以上)应在医生指导下退热。退热的最好办法是物理降温，如冷敷、酒精擦浴等。如物理方法不能使体温下降，可配合使用退热药。

常用的退热药有：10%~20%安乃近滴鼻液；扑尔敏片；小儿退热栓。

不要使用 APC(复方阿司匹林)，因为 APC 有兴奋作用，而婴幼儿的神经抑制机制尚未健全，高热时使用，易诱发惊厥，还会因大量出汗引起虚脱，甚至因血液中游离胆红素堆积而出现黄疸。同时这种药对消化系统和肝肾功能有损害，有的可能引起瑞氏综合征，造成白细胞、血小板降低，尤其是 3 岁以下的幼儿，一般不主张用这种药。

小儿感冒不要随便使用抗生素

由于感冒大多为病毒感染所致，抗生素对病毒无效，所以必须使用抗病毒药。常用的抗病毒药有：

(1)三氮唑苷。

(2)板蓝根冲剂,每次半袋,每日3次,开水冲服。

(3)双嘧达莫(潘生丁)。

那什么时候可使用抗生素呢?服用抗病毒药物不能退热时;预防6个月以下婴儿发生继发性细菌感染;血液检查白细胞数明显增高;经常患扁桃体炎;出现支气管炎或肺炎,孩子出现上述情况,就可以使用抗生素,前提是遵照医生嘱咐。

小儿感冒用药需要注意的问题

(1)剂量不得过大,服用时间不应过久。

(2)服药期间多饮开水,以利药物的吸收和排泄,减少药物对小儿身体的毒害。

(3)3岁以下小儿,肝、肾还未发育成熟,不要口服或注射药品。

(4)小儿或其家庭成员有退热药过敏史者,不要用退热药。

(5)退热药不要和碱性药同时服用,如小苏打、氨茶碱等,否则会降低退热的效果。

食疗膳方

葱白粳米粥

用料:葱白(葱的根部)5~6段,生姜6~7片、粳米适量。

制作:先将粳米煮成粥,同时将葱白放入粥中,快好时放入生姜煮5~10分钟后就可熄火。

功效:祛寒宣肺。

薄荷牛蒡子粥

用料:薄荷6克,牛蒡子10克,粳米适量。

制作:先将牛蒡子单煮15分钟,取出牛蒡子,留下汁水备用。将粳米煮成粥,10分钟后放入薄荷,在粥快好时,放入牛蒡子汁水,煮5分钟即可。

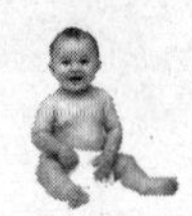

功效:清热生津,凉血止血,化痰止咳

玉屏风散

用料:西洋参或党参 10 克,白术 10 克,防风 6 克。

制作:将西洋参或党参、白术、防风用水煮开后,取汁水当茶喝。

功效:预防感冒,提高免疫力。

腹　泻

腹泻是婴幼儿的常见消化道症状之一，腹泻的原因很多。在胎儿期，除了吞咽一些羊水之外，不接受任何外源性的饮食。但出生以后，发育不够成熟的消化道受到了很多外界刺激，肠道黏膜很容易受到刺激，且肠道内缺乏分泌型的免疫球蛋白，对抗各种感染的能力差，所以易发生非感染性或感染性腹泻。但仅排便次数增多，不一定就是腹泻。对新生儿来讲，父母不要急着喂药或看医生，要先鉴别是功能性排便次数增多，还是病理性腹泻。

对新生儿腹泻，首先要查明原因，仔细回忆喂养史，可以给孩子做个全面的体查，化验大便。根据这些做饮食调整、肠道消炎、全身抗炎、输液、纠正酸中毒等治疗。尤其是新生儿机体忍耐性差，父母如果没有观察病情的经验，应及时就医，以免贻误病情。

腹泻对新生儿健康危害极大。因此预防腹泻应引起每个父母及护理人员的重视。坚持母乳喂养是预防新生儿腹泻的良策。尤其是初乳，量少质高，含有丰富的抗体，含有新生儿所需要的各种营养要素，最适合新生儿哺用，是任何代乳品都无法替代的。尤其对感染性腹泻的发生，母乳喂养儿明显少于人工喂养儿。对有母乳喂养禁忌症不能哺母乳的新生儿，要注意奶具的消毒。最好不要经常更换不同的代乳品。家中有人腹泻要注意隔离。此外，护理好腹泻的患儿也十分重要。要勤换尿布，注意臀部护理，防止臀红、尿布疹的发生。要注意保暖，观察好尿量、大便次数，以及大便的性质，便于更好地配合医生治疗。

食疗膳方

石榴蕊炒米水

用料:每次选用新鲜石榴蕊25克,大米30克,红糖少量。

制作:先将大米用清水洗净,然后放锅中炒至米变黄色,备用。新鲜石榴蕊用清水洗净,然后与炒黄的大米一起放入砂锅中煮水,煮至150毫升,加入少量红糖调味,分次饮用。

功效:暖胃,收敛止泻。

生姜红糖茶

用料:每次可选用鲜生姜9克,红糖适量。

制作:先将鲜生姜用清水洗净并切成薄片,然后将生姜片放入砂锅内,加清水500毫升,煮至200毫升,加入红糖适量,代茶饮用。

功效:祛风健胃,涩肠止泻。

山楂白糖水

用料:每次可选用生山楂9克,熟山楂6克,白糖适量。

制作:先用清水洗净生熟山楂,然后一起放入锅内煮水,煮好后加入适量白糖调味,代茶饮用。

功效:山楂水能消除油腻,并能消炎、敛肠,去除食积、肉积。

湿　疹

很多小儿自出生10天以后，开始长出一些小红疙瘩，先是长在眼眉上，然后在前额、肋部相继出现。严重者可及双耳根后和前胸部，耳根后常呈糜烂状。每当室温过高或晒到太阳时，疙瘩就会多些，凉快下来，就会减少。有的老人把这种疙瘩叫做“胎毒”。其实，这些疙瘩叫湿疹，也叫湿疹性皮炎，是婴儿一种常见的皮肤病。无论是男婴还是女婴，用牛奶喂养或吃母乳的婴儿，都会出现这种湿疹，但是比较起来，吃牛奶的婴儿的发病率比吃母乳高一些，而且程度也重些。

造成湿疹的原因，与婴儿的体质有关，因为长湿疹的婴儿，往往也容易发生臀红现象。

轻微的湿疹不需要治疗，只要在洗脸、洗澡时避免用肥皂，以防刺激皮肤，必要时可涂一些10%氧化锌软膏。如果湿疹较严重，或出现水泡，而且流黄水，直到结痂，造成婴儿因痒痛而躁动不安，这时就应该去医院皮肤科诊治。

食疗膳方

荷叶粳米粥

用料：粳米30克，鲜荷叶1张，食糖少许。

制作：粳米常法煮粥，待粥熟时，取鲜荷叶，洗净，覆盖粥上，再微煮少顷，揭去荷叶，粥成淡绿色，调匀即可，可加食糖少许。

功效：清暑热，利水湿，散风解毒。

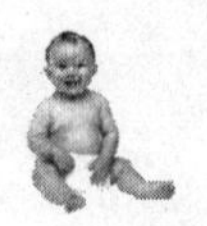

苡米粥

用料：苡米30克，淀粉、砂糖、桂花各少许。

制作：常法煮粥，米烂熟时加入淀粉、砂糖、桂花，即可食用。

功效：清热利湿，健脾和中。

玉米须心汤

用料：玉米须15克，玉米心30克，冰糖适量。

制作：先煎玉米须、玉米心，去渣取汁，加冰糖调味饮用，每日一次，可连服5~7天。

功效：利尿泄热，平肝利胆。

红眼病

红眼病医学上称为急性结膜炎，是由细菌或病毒感染引起的，主要通过接触传染，春夏季极易流行。

红眼病传染性极强，只要健康的眼睛接触了病人眼屎或眼泪污染过的东西，如毛巾、手帕、脸盆、书、玩具或门把手、钱币等，就会受到传染，在几小时后或1~2天内发病。小儿生性好动，如不注意预防，往往一个孩子得病很快蔓延全家或整个幼儿园。

红眼病的主要临床特点是双眼先后发病，发病后眼部明显红赤、眼睑肿胀、发痒、怕光、流泪、眼屎多，一般不影响视力。由病毒感染的红眼病，症状更明显：结膜大出血、前淋巴结肿大并有压痛，还会侵犯角膜而发生眼痛，视力模糊不清，病情恢复较慢。

加强预防是防治小儿红眼病的根本途径，尽量不要带或少带孩子去人口密集的公共场所。若小儿已感染上红眼病，应做到以下措施：

(1)对患红眼病的患儿要及时隔离，给予积极的治疗。

(2)为了切断红眼病的传播环节，禁止带患儿到公共浴池、游泳池等公共场所洗澡、游泳。应注意不使用患儿的生活用具，如脸盆、毛巾等。

(3)对患儿的生活用具或幼儿园、浴池等公共场所的用品要采取消毒措施，以免造成扩散。家庭最常用的方法是煮沸消毒，即将被污染的用具，如毛巾、脸盆等以沸水煮15~20分钟即可。

(4)叮嘱孩子不要用脏手揉眼睛，不用公共毛巾，勤剪指甲，勤洗手，流行季节尽量少去公共场所。

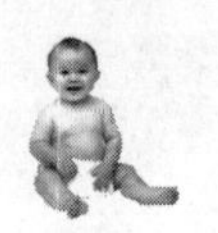

(5)当一眼发病而另一眼尚未感染时,应防止健康的眼被污染。对患眼滴眼药时,应偏向患侧,睡觉时亦应如此,以防分泌物流入健眼,受到传染。

(6)护理患儿或为患儿冲洗眼睛时,要防止分泌物溅入操作者眼内。

(7)由于有可能因操作不慎,反而引起交叉感染,所以不提倡对健康的眼采取滴眼药的预防措施。

红眼病虽是传染性很强的眼病,但是如能做好以上的预防措施,就不必担心红眼病会在自己家庭中传播了。

食疗膳方

黄花马齿苋汤

用料:黄花菜、马齿苋各30克。

制作:将黄花菜、马齿苋洗净,放入锅中,加适量水煮成汤即可。

功效:清热解毒。

芹菜杞叶粥

用料:新鲜芹菜叶60克,新鲜枸杞叶30克,大米80克左右,精盐适量。

制作:将芹菜洗净切碎,枸杞叶洗净,与大米一同放入砂锅,加适量水煮成菜粥,将熟时加少量盐调味。

功效:清热,平肝,固肾,适用于肝火上升所致的结膜炎(即红眼病)。

海带决明汤

用料:海带25克,草决明12克。

制作:海带用水浸软泡发,洗净后切成丝,放入锅中,加适量水和与决明共煮成汤。

功效:清肝明目。早上空腹食用,效果更佳。

尿结石

孩子小小年纪怎么会与中老年病尿结石扯上关系呢？原因在于，除少数孩子属先天性结石体质外，多数情况下，还是"病从口入"，饮食结构与生活方式不科学是导致小儿尿结石的主要因素。具体可归纳为四点：

其一，蛋白质、盐分的摄取量过多。追问患儿病史发现，不少小病人平时都对肉食偏爱有加，甚至到了食不可无肉的地步，而且口味比较重。另外，巧克力、牛奶属高蛋白、高热量食物，孩子如进食过多，喝水又太少，易导致尿液浓缩、尿钙或尿酸浓度升高，久而久之，就可能形成结石。

其二，偏爱饮料。如喜欢喝富含草酸的饮料，这就会大大提高草酸结石的发病率。

其三，滥补钙剂。不少父母盲目听信广告宣传，随意给孩子加补钙片，导致孩子血钙含量过高，尿中的钙浓度也随之上升，很大程度增加了患结石的风险。

其四，少数孩子存在泌尿系统畸形，也可能诱发肾结石。

那么，父母怎么知道孩子是否患肾结石呢？一般来说，大些的孩子可能会诉说后腰部或侧腰部疼痛，而且疼痛比较剧烈，这就是肾结石后的一个征兆。婴幼儿尚无语言表达能力，但可通过三个信号提醒父母：

第一是血尿，这往往是肾结石的首发症状，血尿可自行消失，反复出现。

第二是暂时性无尿，主要反映上尿路存在结石，并已形成梗阻，一旦梗阻解除，即有尿液排出。

第三是孩子尿尿时哭闹或费劲,这就提示尿路结石的可能。

当孩子出现了上述信号中的某一个,父母应想到泌尿系统结石的可能,要及时到医院检查。医生可通过小便常规、腹部B超等予以诊断。

一旦确诊为肾结石,就要及时治疗。一般来说,小于0.5厘米的结石,有很大机会自我排出体外,父母可采取止痛、消炎、补充水分等措施进行保守治疗。同时,力争明确结石成分,以指导饮食。例如,患草酸钙类结石的孩子应少喝茶、啤酒、咖啡、饮料,少吃菠菜、苹果、草莓等;若为尿酸类结石的,则少吃肉、内脏、海鲜;磷酸盐类结石的,应少摄入咖啡、菠菜、南瓜子等。如结石直径超过0.5厘米,可采用体外震波碎石。至于结石体积太大者,就只有借助于手术取石了。

父母切不可小视小儿肾结石的危害,轻者会导致孩子排尿困难,引起剧烈腰痛,重者可诱发泌尿系统感染,甚至引起肾功能衰竭。因此,预防非常重要,尤其是夏季,饮食一定不能大意:

(1)蛋白质适量,肉类、牛奶、巧克力等要合理限制。特别是牛奶,虽说其中所含的色氨酸有助睡眠,但喝奶后的2~3小时,是牛奶中的钙通过肾脏排泄的高峰期,如果此时孩子处于睡眠状态,在尿液浓缩的情况下,肾脏内的钙会在短时间内骤然增加,从而增加患结石的风险。故在夏季,最好在白天或睡前3小时喝奶。

(2)合理补钙。只要孩子饮食均衡,并有充足日晒,就不必额外补钙,否则,易引起负面效果。

(3)限盐。孩子每天的盐分摄入量最好不要超过3克。

(4)鼓励孩子多喝水,以白开水为主。少喝饮料,富含草酸的饮料更要敬而远之。

(5)远离色素食品。摄入的染料与合成色素,可能附着于肾脏等泌尿系统器官,进而形成结石。

(6)草酸、尿酸也是形成结石的“材料”,故富含这两种成分的食物,如番茄、菠菜、芹菜、草莓、豆制品等,在夏季可适当减量。而黑木耳不仅营养丰富,且有化解结石的功效,可多进食。

(7)随时提醒孩子不要憋尿。

(8)泌尿系统感染也是诱发结石的一个因素。因此,当孩子出现排尿异常,如尿液混浊、排尿次数增加、排尿时哭闹等泌尿系统感染征象时,应及时求医,并在医生指导下正规用药,彻底治愈;少数孩子存在泌尿系统畸形,更应早诊早治,以消除隐患。

食疗膳方

核桃粥

用料:核桃仁 100 克,大米 100 克,冰糖 30 克。

制作:将大米淘洗干净,核桃去壳留仁,放入米锅内,加水 500 毫升,冰糖打碎,放入锅内。用文火煮 30 分钟成粥即成。

功效:补肺肾,排结石。

蜂蜜二汁饮

用料:空心菜 200 克,荸荠 200 克,蜂蜜适量。

制作:将空心菜和荸荠洗净后捣烂取汁,调入适量的蜂蜜后服用。每日 2 次。

功效:通淋排石。

蜜制萝卜

用料:萝卜 1 个,蜂蜜,淡盐水。

制作:将萝卜切成一食指厚 5 片,用蜂蜜腌 4 小时后焙干,反复 2 次,不可焦。以淡盐水送服。

功效:利尿排石。

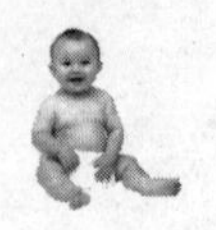

贫 血

贫血的种类繁多，这里只谈谈小细胞性贫血和大细胞性贫血以及混合性贫血。其他诸如由遗传因素和血液病引起的再生障碍性贫血、白血病等需要在医院救治,就不在此叙述了。

贫血是小儿时期一种常见的综合病征。人体单位体积血液中红细胞、血红蛋白(也叫血色素)和红细胞压积低于正常值,或其中任何一项明显低于正常时,称之为贫血。

当每100万红细胞中含有3克血红蛋白时,他们的比例是正常的。如果这个比例改变了,就是有了疾病。

小细胞性贫血,就是说比例在100:3以下时,在显微镜下观察,红细胞比正常的小。造成小细胞性贫血的原因,主要是缺铁,影响血红蛋白的合成,所以小细胞性贫血又叫缺铁性贫血。此种贫血多见于生后6个月至3岁的婴幼儿(指正常足月出生儿)。这一阶段小儿生长发育迅速,如喂养不当(添加辅食过晚),疾病影响(如长期腹泻)和长期小量失血(胃肠道畸形,息肉、钩虫、鼻衄等),均可导致贫血。因小儿贫血发生得较缓慢(非失血性时),故往往不引起父母注意,待发现时已较重,很容易延误治疗。

小细胞性贫血的预防,首先是做好婴儿的喂养。母乳虽含铁不多,但易吸收,应提倡母乳喂养。牛奶喂养儿易贫血,故我们应为婴幼儿制造强化食品。在目前还不能普及强化食品的情况下,按时给婴幼儿添加蛋黄、肝类、瘦肉等辅食,就成为必不可少的举措。

用铁剂治疗,可用硫酸亚铁,富马酸铁,2.5%硫酸亚铁溶液。治疗方案应由医师制订，不要随便给孩子服用。另外，服用铁剂时必须同时服用维生素 C，以助铁剂吸收。

大细胞性贫血，顾名思义，红细胞与血红蛋白之比例在 100:3 以上。显微镜下红细胞体积大于正常值。造成大细胞性贫血的原因，是维生素 B_{12} 和叶酸的缺乏。主要见于单纯母乳喂养儿，多在出生 6 个月以后发病。这种贫血的孩子，多数面色蜡黄，虚胖，头发稀黄干枯，睑结膜、口唇、指甲等处明显苍白。婴儿期发病者，有典型的神经系统表现：表情呆滞，目光发直，少哭不笑；运动机能和智力机能出现倒退现象。如原来会坐、会直立者，又不会坐，不会站了；原来会笑的，又不会笑了。严重者哭无泪，少汗，舌尖抖动，舌尖或舌系带有溃疡。

预防大细胞性贫血，主要是注意孩子的营养（孩子单纯素食者必须及时纠正此种偏食），及时添加辅食。只要稍加注意，完全可以预防大细胞性贫血的发生。

大细胞性贫血的药物治疗，是用维生素 B_{12} 和叶酸，同时加用维生素 C。饮食治疗只要加添辅食即可。不能进食的重症儿，早期可鼻饲。要纠正孩子偏食的坏习惯。这些治疗可向医生咨询，重要的是要取得医师的必要指导。

混合性贫血，就是上述两种贫血兼而有之。病因、预防、治疗，也是两者兼有。大部分婴幼儿的贫血为混合性贫血，要按儿科医师指导进行治疗。

重度、极重度贫血者，由医师决定输血量及输血次数。这里应告诉年轻的父母们：贫血、佝偻病、营养不良往往同时存在。这样的孩子往往体弱多病，经常感冒、发烧、腹泻，患气管炎，多数需要进行综合治疗。

食疗膳方

猪肝瘦肉粥

用料：鲜猪肝 50 克，鲜瘦猪肉 50 克，大米 50 克，油 15 毫升，盐少许。

制作:将猪肝、瘦肉洗净、剁碎,加油、盐适量拌匀;将大米淘洗干净,放入锅中,加清水适量,煮至粥将熟时,加入拌好的猪肝、瘦肉,再煮至肉熟即可。

功效:健脾益气。适用于缺铁性贫血。

菠菜猪肝汤

用料:鲜菠菜200克,猪肝100克,油15毫升,盐少许。

制作:将菠菜洗净,切碎;猪肝切成小薄片,用油、盐拌匀,备用。锅中加清水500毫升煮沸后加入菠菜及猪肝,煮至猪肝熟即可。

功效:健脾补血。适用于缺铁性贫血,症状较轻者。

麻花糊

用料:黑芝麻、花生仁各若干,白糖15克。

制作:将芝麻、花生仁洗净,放入炒锅中,炒熟,研成粉末。每次各取15克,加入热开水120毫升至150毫升,调成糊状,再加入白糖调味即可。

功效:润肠通便,养血补血。

佝偻病

佝偻病是维生素D缺乏性佝偻病的简称，是小儿常见病。维生素D在体内发挥作用主要是通过促进钙的吸收进而调节多种生理功能。维生素D缺乏，钙就不易吸收，就容易导致佝偻病。在我国3岁以下儿童中佝偻发病率较高。

发生佝偻病的原因有以下几方面：

(1)维生素D供应不足。婴儿膳食中含维生素D量很少，牛奶中含量少且钙磷比例不当，影响钙的吸收，所以人工喂养者佝偻病的发病率比母乳喂养者高。

(2)人体中维生素D的主要来源是经阳光中的紫外线照射皮肤后，产生内源性维生素D。孩子户外活动少，则易患佝偻病。

(3)其他因素如生长发育迅速；患有胃肠道或肝、肾疾病；只以谷类为主要食物，副食少以及服用其他药物等。

佝偻病活动早期主要表现为神经精神症状，小儿爱急躁，出汗多，睡眠不安，夜惊，夜哭，枕秃；活动期主要是骨骼改变如方颅、出牙晚、肋缘外翻等症状。

预防小儿佝偻病首先要预防先天性佝偻病。孕母要多食含钙丰富的食物，多晒太阳；其次，小儿出生后多到户外活动，多晒太阳，只要是暖和的天气，都可把小儿抱到户外。冬天中午前后阳光充足，户外活动时应让幼儿露出手、脸；夏天则应在荫凉处，避免暴晒。注意不要让孩子隔着玻璃晒太阳，因为玻璃阻挡了阳光中的紫外线。另外，提倡母乳喂养，因母乳中钙、磷比例适宜，但乳类中维生素D含量极少，要及时增服浓缩鱼肝油。人工喂养时，更要注意及早增服鱼肝油。服用时要遵医嘱，不能认为鱼肝油是补品，多多益善。过多服用可致维生素D中毒。在缺少维生素D时，补充钙剂是无用的，钙无法吸收，反而导致结石症。

食疗膳方

虾皮豆腐

用料：虾皮20克，豆腐50克，盐少许。

制作：虾皮洗净，豆腐沸水烫过捞出切小块。虾皮入锅，加水半碗煮沸，再将豆腐块入锅，共煮沸10分钟即可。

功效：营养丰富，预防佝偻病。

清炖二骨汤

用料：猪骨头250克，黑鱼骨250克，盐少许。

制作：猪骨，黑鱼骨洗净，砸碎，加清水适量炖至汤呈白色黏稠时，加盐少许调味。充渣饮汤。

功效：补虚益肾，补充钙质。

小儿百日咳

百日咳是小儿呼吸道细菌性传染病，致病菌为百日咳杆菌。由飞沫传播，病人是唯一传染源。因免疫力不强，一次感染后或全程免疫接种后仍有再次感染的可能性。3个月以下婴儿发病率较高。由于咳嗽渐渐加剧，出现痉挛性咳，持续时间2~6周，甚至长达2个月以上，确实为婴儿带来极大痛苦。

痉咳期的特点是一连串阵咳后伴一次深吸气，出现吸气时的高调鸡鸣样吸气性吼声，称“回勾”。咳后常以呕吐出大量黏痰及食物为结束，由于剧烈咳嗽及呕吐，舌向外伸常导致舌系带损伤、出血及溃疡。剧咳也使面部浮肿，眼皮浮肿，结膜充血出血，面部出血点等等。咳时身体屈曲，表情痛苦，情绪紧张。由于咳嗽时间长，病程影响孩子营养吸收、睡眠等等，尤其对小婴儿生长发育十分不利。

目前用红霉素或氨苄青霉素治疗后，病程有所缩短。除药物治疗外，百日咳的护理很重要，要让患儿在阳光充足、空气清新的病室中生活。要求安静、整洁，任何不良刺激都可诱发痉咳再次发作。禁止烟雾的环境。为防止呕吐采取少量多餐的进餐方法，供给富有营养又易消化的饮食。小婴儿睡眠时应侧卧位，并应有人多加照顾，以免痉咳呕吐造成窒息。室内要求一定温度及湿度，还可用雾化吸入，使痰易咳出。

百日咳除接种菌苗外，还应彻底隔离患儿，尤其托幼机构更应做好隔离检疫。

食疗膳方

柿饼罗汉果汤

用料：柿饼30克，罗汉果1个，冰糖25克。

制作：将罗汉果和柿饼水煎30分钟，加上冰糖溶化搅匀即可服用。

功效：清肺热，去痰火，止咳嗽。

橄榄炖冰糖

用料：生橄榄10粒（打碎），冰糖25克。

制作：隔水炖50分钟即可服用。

功效：清肺利咽，生津解毒。

发 烧

“发烧”是人们最不愿意听到的字眼，尤其是如果烧在孩子身上，父母就更是心惊肉跳了。其实撇开那场令人闻之色变的非典不谈，小儿发烧本来是常有的事，是孩子机体对致热原的一种保护性生理反应，也是他们战胜疾病的有效方法。只不过有时发烧也存在假象，特别是以下两种情况父母要学会区别：

体温高并不一定全是发烧，环境等因素也影响体温

如孩子在高温的环境中，或者运动、哭闹过后，也会出现体温波动。若仅有短暂的体温波动，体温在37.5℃~38.0℃之间，又没有其他异常表现，父母可继续观察孩子的体温变化，一般不需做任何处理。还有的孩子容易紧张，一遇到考试或者比赛，会因为焦虑导致植物神经功能紊乱，而出现体温升高；一旦考试或比赛过后，体温就会自动降至正常。

感染等疾病因素引起的发烧则不同，孩子除了体温升高之外，同时还会出现面色苍白、情绪不稳定、恶心呕吐、腹泻等其他异常表现。由于小儿个体存在差异，发热的表现也会存在很大的不同，用手触摸四肢及额头也许很难察觉，最好以触摸胸腹部感觉为准。

假冷真热

孩子可能本来因感冒而发高烧，可手足摸上去却感觉冰冷，直到体温逐渐下降以后，手足皮肤才又慢慢地热起来。这是一种假冷真热现象，3岁以下婴幼儿尤为多见。

假冷真热的原因主要是小儿，特别是婴幼儿的四肢血量少于内脏，由于供血不足，四肢本身就较成年人容易发凉。再加上小儿神经系统的发育尚未完善，负责管理血管舒张、收缩的植物神经易发生紊乱，一旦发生高热，便更会导致四肢末端的小血管处于痉挛性收缩状态而发凉。不少父母不了解这种情况，一发现小儿四肢发凉，就误以为孩子受寒怕冷，马上用厚衣棉被将孩子紧紧包裹起来，结果使得小儿的体热得不到及时散发，体温越升越高，甚至发生高热惊厥或“类中暑”现象。

因此，遇到孩子手足发凉时，如果孩子所穿的衣服并不少，就应想到可能是发热的一种假象，这时可以用体温表测量孩子的体温；如一时找不到体温表，可用手摸摸孩子的胸腹部和腋下，或面对面感觉孩子呼出气体的温热度。

食疗膳方

牛奶米汤

用料：大米，牛奶。

制作：牛奶米汤的制法非常简单，只需将米略洗，加入清水煲烂，滤过米渣，加入牛奶调匀即可。

功效：米汤含丰富的碳水化合物，可提供充足水分及热量，容易被肠胃消化，而且米汤的碳水化合物可使牛奶中的酪蛋白不易消化分子变成易于消化及吸收的分子。

西瓜汁

用料：西瓜。

制作：新鲜的西瓜，去籽去瓤，榨汁，代茶频服。

功效：降温利尿。

便 秘

如果孩子有明显的腹痛、腹胀、呕吐、便血等症状出现，应及时到医院检查，确诊引起便秘的原因，以防延误其他疾病的诊断与治疗。

由于个体间有差异，孩子是否便秘，不能只依据排便频率，而是要对孩子大便的质和量进行总体观察，只要性状及量与以往相比是正常的，孩子又没有其他不适，就不是便秘。

孩子便秘了怎么办？

腹部推拿

手掌向下，平放在孩子脐部，按顺时针方向轻轻推揉。每天一次，每次3分钟，这不仅可以加快孩子肠道蠕动进而促进排便，并且有助于消化。

肛门刺激

孩子实在拉不出大便，可以用肥皂头、开塞露塞孩子的肛门通便。或者把孩子的屁股放在热水里捂一捂，这些都对排便有帮助。但是这种方法要尽量少用，防止孩子形成条件反射，以后会习惯性依赖这种方法通便。

药物治疗

可以给孩子吃一些调理肠胃的药，像妈咪爱、培菲康、合生元等都可以。清火的药可以服，但不能长期服用。

怎么预防孩子便秘？

养成排便习惯

孩子3个月左右，爸爸妈妈就可以帮助他逐渐形成定时排便的习惯了。从3个月开始,可以根据平时孩子的大概排便时间,在孩子愿意的情况下,定时地为孩子排便,使之养成习惯。

饮食注意

孩子吃得太少也会引起便秘,一般奶粉喂养的妈妈比较容易掌握量,母乳喂养的话,可以根据孩子的体重来判断奶量是否够,孩子在前3个月基本上每个月长一公斤,如果体重不达标,那就可能是孩子吃不饱了。

保证活动量

运动量不够有时也容易导致排便不畅。因此,要保证孩子每日有一定的活动量。对于还不能独立行走、爬行的小孩子,要多抱抱他,或适当揉揉他的小肚子,不要长时间把孩子独自放在摇篮里。

食疗膳方

蜂蜜白萝卜

用料:白萝卜250克,蜂蜜。

制作:将白萝卜洗净榨汁后加入适量蜂蜜即可。

功效:排气通便。

荸荠鲜海蜇汤

用料:荸荠5~10枚,鲜海蜇50克。

制作:将荸荠洗净、去皮、切碎,与鲜海蜇一起煮汤。

功效:清理内热,理气润肠。

消化不良

孩子一次吃得太多,或者吃的太快都有可能导致消化不良。而某些孩子的体质也会对特定的食物产生消化不良的反应。如果已经知道是哪种食物,父母就应当尽量让孩子少吃该食品。

五招对付孩子消化不良

通常消化不良会导致烧心的感觉。虽然听起来很严重,但别担心,这并不是意味着孩子的心脏有问题。烧心的感觉来自于胃酸回流,有些胃酸会通过食道流回到喉咙,食道受到了损害,当硬质食物流过,刺激了受伤的食道。所以孩子会有灼烧的感觉。

幼儿通常不知道自己不舒服的原因,这往往让他们感觉更难受。说不出的疼痛让他们表现非常烦恼。这种由胃酸引起的消化不良的最好的治疗就是采取有效的预防措施。

(1)首先让孩子的饮食有规律并且符合他的体质。确保每顿饭适量不至于太多,确保食物不会含太多脂肪太过于油腻。不要让孩子吃太多的巧克力或者橘子,两者都容易引起消化不良。

(2)告诉孩子吃饭的时候要细嚼慢咽。吃饭不要太快,要把食物充分咀嚼(大约是十秒钟),这样才能更好地消化。

(3)如果孩子已经出现消化不良的症状,可以考虑给他们吃一些酵母片。碱性的酵母片可以中和多余的胃酸。但是这只是一种暂时缓解症状的方法, 只在短时间内有效。而且不能够修复胃酸回流导致的对食道的损伤。

(4)H2 阻断剂这类药物可以减少胃酸的分泌，从而达到预防胃液回流。预防显然比治疗的痛苦要少。奥美拉唑类药物不仅可以治疗胃酸分泌过多,还可以治疗胃酸回流对食道的损伤。

(5)还有一类药物以增强胃的活动能力为基础,促进消化系统的整体工作能力。然而这类药物通常会有比较明显的副作用。所以如果使用该类药物应当先咨询儿科医生。

通常幼儿的消化不良都只是暂时性的,一次、两次或者是某段时间身体的其他疾病导致消化系统工作不太正常。但如果是长时间的反胃,或者随着年龄的增长,调节能力没有相应地增强,仍然频繁地出现问题,则应到医院专门检查消化系统,针对问题尽早地治疗。

食疗膳方

小米山药粥

用料:小米 50 克,山药(去皮)30 克,白糖适量。

制作:将小米、山药一同加水煮,熟后加白糖。分早晚 2 次服用。

功效:可治疗小儿消化不良性腹泻。

山楂粳米粥

用料:山楂 20 克,粳米 100 克,白糖 10 克。

制作:先将山楂入砂锅煎煮,取浓汁去渣,然后加入粳米、白糖、水适量煮粥。

功效:健脾胃,消食积,散淤血。

猩红热

猩红热是链球菌引起的一种急性呼吸道传染病，虽一年四季都可发生，但以早春发病率最高，多见于10岁以下儿童。猩红热主要是通过飞沫传播的。发病前24小时至疾病高峰时期，传染性最强，皮肤脱屑期则无传染性。当咳嗽、打喷嚏或大声说话的时候，通过空气就会传给别人。也可通过被病人污染的食物、餐具、玩具、图书、日常用品等传播，故容易在幼儿园造成流行。

孩子患了猩红热，除有咳嗽、喷嚏、发热、扁桃体增大等症状外，最主要的特点是骤然发热。起病24小时内自耳后、胸腹部出现针尖大点状猩红色皮疹，并迅速遍及全身，渐渐呈弥漫性一片，指压可褪色，但口唇周围却不发疹，且相对苍白，形成环口苍白圈；舌苔初期灰白色，2~3天后，苔脱呈鲜红色，状如杨梅，称杨梅舌。发疹一周后，手和足都大批脱皮。

传染源主要是猩红热病人和带菌者，主要经空气、飞沫传播，流行病季节父母最好不要带小孩到人群密集的地方，必要时戴口罩，如果患儿曾与猩红热患儿接触或有扁桃体炎的情况下，并在病后1~2天出现全身弥漫潮红的皮疹，伴有脱皮的表现时，要及时到正规医院看医生，做血常规及咽喉部检查。得了猩红热应立即隔离和治疗，急性期应卧床休息，大部分在10天内能治愈。少数病人可并发颈淋巴结炎、中耳炎甚至引起急性肾小球肾炎、风湿热、心肌炎，严重危害儿童身体健康，不可麻痹大意。因为该病有特效的治疗药物，治疗效果好，故治愈率高，病死率明显下降。因此，早发现、早诊断、早治疗效果好，并且能防止并发症的发生。

(1)按医生的嘱咐进行治疗。

(2)将患儿单独隔离1周,室内空气要新鲜,阳光要充足,但不能使阳光直接照在患儿脸上。

(3)卧床休息、保持安静。

(4)吃营养丰富、易消化食品。

(5)多饮开水、果汁或糖水,以增加代谢。

(6)注意口腔卫生,吃饭前后用温开水给孩子漱口。年幼小儿可用消毒棉球或纱布蘸水给孩子洗口腔,不能擦口腔。

(7)保持皮肤卫生,给孩子剪短指甲,不要让孩子搔抓皮肤。在颈部、腋下、腿根等处,可涂撒些止痒粉,防止挤压摩擦皮疹。

(8)皮肤脱屑时,不要让孩子用手撕剥,以防感染。

(9)发烧超过39℃时,必要时给予小剂量退热剂以防抽风。可用温毛巾敷在孩子头部、腋窝或大腿处。也可用温水给孩子擦身降温。

(10)治疗必须彻底,在2~3个月内必须不断复查血、尿。

食疗膳方

绿豆薄荷汤

用料:绿豆50克,薄荷3克。

制作:绿豆加水适量,煮熟后,取汤汁500毫升,加入薄荷,煮沸1~2分钟即成。

功效:消暑益气、清热解毒、润喉止渴。

生拌白萝卜

用料:白萝卜,白糖。

制作:白萝卜切块加白糖,可佐餐食用。

功效:有清热、通气、开胃作用。

鹅口疮

出生不久的小儿，常常会不明原因的哭闹、拒食。此时检查小儿的口腔，往往可以发现小儿的舌头或颊部有成片的雪白色乳凝状的斑片，这在医学上称为“鹅口疮”，又叫“雪口”。

鹅口疮多见于周岁内婴儿或新生儿。这是因为婴幼儿抵抗力差，易通过食具、奶头等途径受霉菌感染。鹅口疮多发生在口腔内舌、颊和软腭处。初起时常在舌面上出现白色斑膜，继而蔓延到牙龈和颊外。发病处有斑片白膜，周围黏膜充血。发病时口腔有灼热刺疼和干燥感。症状严重时斑膜可波及咽喉、气管或肠道黏膜，有时可引起发热、呼吸困难或腹泻。

鹅口疮的防治方法主要有：

(1)妈妈讲究卫生，喂奶前用温开水洗乳头，必要时喂奶前后用2%的苏打水涂抹乳头。

(2)婴儿食具必须要清洁卫生，定期煮沸消毒或热开水浸泡。

(3)做好婴幼儿的口腔卫生，经常用温盐水或2%苏打水清洗口腔，使霉菌不易生长和繁殖。

(4)发病后，可用消毒棉签沾2%苏打水清洗患处后，再涂2%龙胆紫，每日3~5次。轻症者2~3次即愈。同时给患儿口服维生素C和复合维生素B。

(5)病情严重者可遵医嘱服制霉素或外涂制霉菌素液(制霉菌素50万单位加5毫升冷开水)。

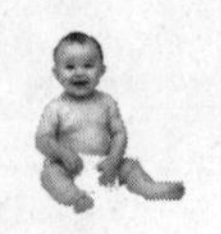

食疗膳方

西洋参莲子炖冰糖

用料:西洋参3克,莲子去芯12枚,冰糖25克。

制作:将西洋参切片,与莲子放在小碗内加水泡发后,再加冰糖,隔水蒸炖1小时,喝汤吃莲子肉,剩下西洋参片,次日可再加莲子同法蒸炖。西洋参可用2次,最后1次吃掉。

功效:补气、清火、生津。

荷叶冬瓜汤

用料:新鲜荷叶1张,鲜冬瓜500克。

制作:二者加水煮汤,食盐调味,饮汤食冬瓜。

功效:清热利尿,生津止渴,尤适宜心火上炎型小儿鹅口疮。

肺 炎

肺炎是小儿临床常见病，四季均易发生，以冬春季为多。如治疗不彻底易反复发作，影响孩子发育。小儿肺炎临床表现为发热咳嗽、呼吸困难，也有不发热而咳喘重者。其病因主要是小儿素喜吃过甜、过咸、油炸等食物导致宿食积滞而生内热，偶遇风寒使肺气不宣，二者互为因果而发生肺炎。

对患肺炎的孩子父母要细心呵护。注意孩子体温和呼吸的情况；要保持室内空气新鲜安静；让孩子休息好；在饮食上要吃易消化、高热量和富有维生素的食物，以软的食物最好，有利于消化道的吸收；咳嗽时要拍拍孩子的背部，有利于痰液的排出，拍背时从下往上拍，房间内不要太干燥，孩子要适当地饮水以稀释痰液。

孩子肺炎痊愈后也不要掉以轻心，特别要注意预防上呼吸道感染，否则易反复感染。注意加强锻炼，可根据年龄选择适当的锻炼方法。如果孩子整天呆在门窗紧闭的居室内，对外界空气适应能力就差。到户外活动时注意适当增加衣服。社会上感冒流行时，不要带孩子到公共场所去，家里有人患感冒时不要与孩子接触。

对于肺炎，防重于治。肺炎的家庭预防主要是要让小儿坚持锻炼身体，增强抗病能力。同时注意气候的变化，随时给小儿增减衣服，防止伤风感冒；合理喂养，防止营养不良。教育小儿养成良好的卫生习惯，不随地吐痰。让婴幼儿多晒太阳，不断地增强婴幼儿的抗病能力是预防本病的关键。

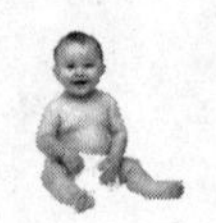

肺炎的治疗原则是应用消炎药物杀灭病原菌，根据不同的病原菌选用药物。早期治疗可根据病情选择治疗方案，同时还应对症治疗。如发热时让孩子服用退热剂，咳嗽让孩子服用化痰止咳药物。对重症肺炎应及时到医院进行相应的住院治疗。

小儿肺炎的一般护理及疗法：

(1)室温应保持在20℃左右为宜，相对湿度55%~65%，以防呼吸道分泌物变干不易咳出，防止交叉感染。

(2)注意营养及水分供应。应尽量母乳喂养，若人工喂养可根据其消化功能及病情决定奶量及浓度。对幼儿或儿童宜供应清淡易消化且富有多种维生素的饮食，恢复期病儿应给营养丰富高热量食物，对危重病儿不能进食者可以静脉输液，以补充热量和水分。

(3)保持呼吸道通畅。应及时清除孩子的鼻痂、鼻腔分泌物和呼吸道痰液，改善通气功能，增加肺泡通气量，纠正缺氧。痰多稀薄者可以反复翻身拍背以利于痰液排出，也可口服祛痰药物氯化铵合剂。

食疗膳方

杏仁萝卜煎

用料：杏仁5克，生姜2片，白萝卜50克。

制作：水煎服。

功效：辛温解表，宣肺止咳。

鱼腥草宁肺汁

用料：鲜鱼腥草250克，蜂蜜适量。

制作：将鱼腥草洗净，略捣，用干净纱布绞取汁液，与蜂蜜调匀，置杯中，隔水炖10~20分钟。每次服1~2匙，日服3~4次。

功效：清热解毒，对小儿肺炎高热、痰多，有很好的治疗和辅助治疗作用。

花生山药薏仁粥

用料:花生仁250克,薏米仁50克,山药50克,粳米50克。

制作:将花生仁、薏米仁、山药和粳米,加水适量煮至粥稠为止。每日2次,每次食用1小碗。

功效:清热、润肺、和胃。主治小儿肺炎后期,身体虚弱、食欲不振、四肢乏力者。

水 肿

水肿是儿童肾病最明显症状。水肿常最早出现,始于颜面眼睑,渐及全身。单纯性肾病多高度浮肿,指压皮肤呈凹陷性,重者累及浆膜腔,出现胸水、腹水、鞘膜积液和阴囊水肿,可导致呼吸困难、腹泻或呕吐。

水肿的常见症状及原因有以下几种:

(1)炎性水肿:属于局部水肿,这是小儿经常遇到的,如蚊虫叮咬、烧伤烫伤、挤压等外伤后导致孩子皮肤红肿。使用护肤品后所导致的局部皮肤过敏也是一最常见的原因。这种水肿具有皮肤局部发红、肿胀、发热和疼痛的特点。

(2)血管神经性水肿:常因对某种药物、食物或周围环境中的某些物质过敏而引起,多发生于面部、舌、唇及四肢的侧面和喉头。其特点为发生突然,发展速度快,消退迅速;疼痛轻但痒;水肿部位的皮肤苍白、分界清楚、呈蜡样光泽,硬而富有弹性,指压无凹陷。轻者不经处理也可好转,重的可服用抗过敏药物,喉头水肿可致呼吸困难或窒息,需及时送医院进行治疗。

(3)肾源性水肿:由肾脏疾病引起,多发生在较大儿童的身上。水肿往往起始于眼睑及面部,然后迅速波及全身,患儿同时多有高血压、少尿、血尿、腹水等症状。尿液检查可发现红细胞、蛋白等异常。

(4)心源性水肿:各种心脏病引起的心衰,均可导致水肿,小儿时期比较多见的心脏疾病有先天性心脏病、重症肺炎、心肌炎等。水肿多起始于人体的下垂部位如足背、脚踝,卧位时以后背、腰骶部水肿明显。严重时波及全身。同时有气促、喘憋、呼吸困难等症状，并在活动时加重。

(5)肝源性水肿：病因为肝脏的原发病，如肝炎、肝硬化和肝癌。患儿往往有黄疸、消化功能不良、消瘦、腹水等症状。

(6)营养性水肿：目前，随着生活条件的改善，此种水肿已极为少见，但喂养不当或慢性腹泻、先天性消化道畸形等疾病，也可导致营养不良而引起水肿。其水肿的特点是先出现体重减轻、消瘦，继而出现水肿，水肿起始于下肢，呈凹陷性，逐步延至全身。治疗原发病和加强喂养后，水肿消退。

孩子出现水肿时父母该怎么办呢？

(1)局部水肿时，父母要注意水肿的部位有无皮肤发红、发硬、触压痛、瘙痒等症状。并注意观察局部是否有蚊虫叮咬的痕迹，还应回忆浮肿前是否应用过什么特殊的护肤品或食用过什么食物，以寻找引起水肿的原因。

(2)注意水肿发展的快慢和伴随的其他症状。同时注意体重、血压和尿量的变化。留取孩子的尿液，并携空腹的孩子到医院就诊。

(3)在未经医生确诊前，不要乱用药物治疗，涂抹的药物会使皮肤原有的征象改变，不利于医生的诊断，另外药物本身也是引起过敏性皮肤水肿的一个原因，不适当的用药有可能使病情加重。

(4)一旦水肿的病因诊断明确后，父母除遵守大夫的医嘱进行药物治疗的同时，一定要按大夫的要求给孩子调节饮食；预防感染和控制孩子的运动量。对于过敏性疾病引起的水肿，应避免再次给孩子接触或应用致敏的东西，防止复发。

食疗膳方

红绿二豆粥

用料：赤小豆30克，绿豆30克，粳米50克，清水适量。

制作：将赤小豆、绿豆洗净，并用温水浸泡两个小时。之后，与淘洗干净的粳米一起放入砂锅，加适量清水，煮至成粥即可。

功效：清热解毒、利水肿。每日一剂，分3次服用，连服5~7天。

第4章

轻松应对孩子的突发性疾病——做孩子最好的急诊师

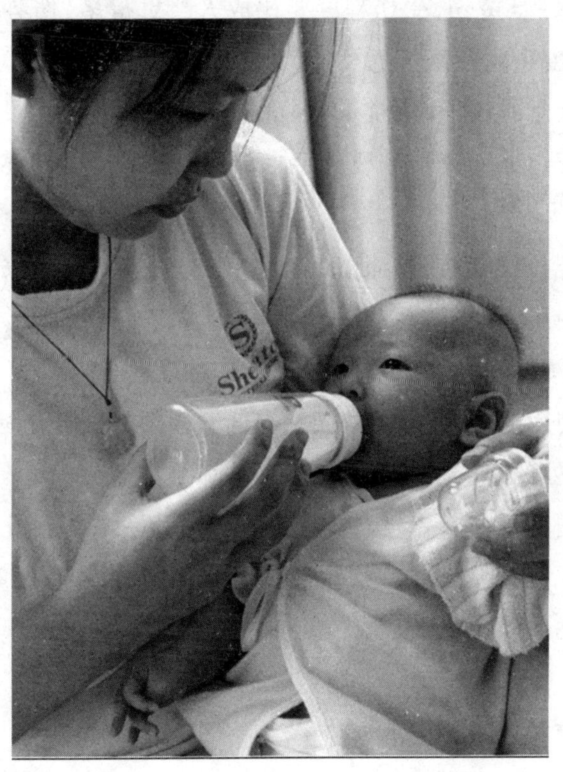

孩子烫伤怎么办

小孩子往往好奇心强、自我保护的意识还较弱,同时动作还不协调,回避反应又迟缓,一旦父母在看护时稍有疏忽,就容易发生烫伤意外。孩子皮肤娇嫩,一旦烫伤,受伤程度要比成人严重得多,伤势较轻也可能会留下疤痕,程度重时甚至可危及生命。

出生 6 个月的孩子好奇心旺盛,最容易引起烫伤。因此有热源的东西不要放在地板上，而要放到婴儿手拿不到的地方。也不要让婴儿进入厨房。

有时婴儿拉扯桌布,桌面上的面条、咖啡等会洒落下来,引起烫伤,因此尽量不要使用桌布。

另外,滚烫的洗澡水也是很危险的,应加以注意。

长时间使用热水袋、暖炉等会引起低温烫伤。虽然表面上症状不太明显,但皮肤深处的组织很可能已经受到破坏。

婴儿的皮肤很薄,一旦被烫伤就很容易恶化,有的在几小时后出现非常危险的情况。即使当时症状较轻,也可能在第二天后加重,因此不可忽视婴儿的烫伤。

急诊措施

(1)迅速带孩子避开热源。

(2)采取“冷疗”的措施,在水龙头下用冷水持续冲洗伤部,或将伤处置于盛冷水的容器中浸泡,持续 30 分钟,以脱离冷源后疼痛已显著减轻为准。这样可以使伤处迅速、彻底地散热，使皮肤血管收缩，减少渗出与水肿，缓解疼痛，减少水疱形成，防止创面形成疤痕。这是烫伤后最佳的也是最可行的治疗方案。需要注意的是，眼睛、耳朵、鼻子周围不宜用水冲洗，应用冷毛巾进行降温。

(3)千万不要揉搓、按摩、挤压烫伤的皮肤，也不要急着用毛巾擦拭，伤处的衣裤应剪开取下，以免表皮剥脱使皮肤的烫伤变重。

(4)水疱可在低位用消毒针头刺破，移动身体时创面应以消毒敷料或干净衣被遮盖保护。

(5)创面不要用红药水、紫药水等有色药液涂抹，以免影响医生对烫伤深度的判断，也不要用碱面、酱油、牙膏等乱涂，以免造成感染或使创面加深。

(6)头、面、颈部的轻度烫伤，经过清洁创面涂药后，不必包扎，使创面裸露，与空气接触，可使创面保持干燥，并能加快创面复原。

(7)孩子烫伤超过体表总面积的5%，经过正确的早期急救处理后，应该去正规烧伤专科治疗，以免延误治疗，造成不良后果。

(8)对于严重的各种烫伤，特别是头、面、颈部，因随时会引起孩子休克，应尽快送医院救治。

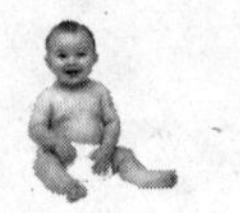

孩子体温过低怎么办

孩子的体温下降至35℃以下为体温不升，也称为体温过低。表现为体温皮肤发凉，有寒战；皮肤苍白，甚至全身发紫；哭声低微、呼吸不规则。新生儿吮吸吞咽能力差；言语模糊、嗜睡或意识不清。体温过低是一种潜在的致命状态。这可能是由产热减少，神经系统抑制，化学中毒或体温调节中枢发育未成熟所致。常见于休克、早产儿、新生儿硬肿症及全身衰竭的患儿。这些症状如果不能及时被扭转，体内的心脏、肝脏、肺、肠道等重要器官在低体温的条件下，都会逐步引起功能减退，直至完全丧失功能，危及孩子的生命。

急诊措施

(1)看看孩子是否穿得太少，或者身上穿着湿衣服。因为在这种情况下，如果孩子呆在气温很低的环境里，身体的热量会散失得很快，可能会出现低体温。家长必须马上将孩子带到避风且较暖和的地方，将湿衣服换掉，穿上暖和的衣服。

(2)注意对孩子的保暖，采用各种方式保证孩子体温稳定在37℃为宜，外环境温度一般在28℃~34℃，湿度在55%~70%。孩子体重越轻，对外界温度要求越高，而且需保持相对稳定，防止在短期内急剧波动。

(3)孩子体温过低时，妈妈应让孩子在温暖的环境中休息，并增加盖被或毛毯等防止体热散失。同时可用热水袋和热饮料，从体内、体外两方面升温，摩擦身体可增加皮肤的热量，使机械能转化为热能。大点的孩子可在38℃~40℃温水盆中浸泡。

(4)如果孩子的神志尚属清醒,可以给他喝一些温热的甜饮料。随时观察孩子的皮肤颜色是否有好转。如果有好转,半小时后,再给孩子量一下体温。

(5)无论是洗澡水或是喝的饮料,都不能太热;也不能用很烫的热水袋给孩子抱着。因为这样会使孩子体内的血液强行迅速调动到身体表面来,反而会使身体的热量散发得更快,最终导致休克。

(6)如果孩子已经丧失意识处于昏迷状态,家长不能消极地等待孩子苏醒,要刻不容缓地送医院医治,并可利用等待救护车的时间,赶快对孩子做几次人工呼吸。

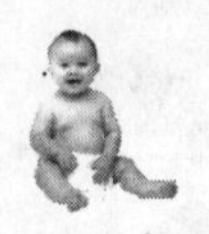

孩子扭伤怎么办

孩子最容易扭伤的部位是脚踝，所以孩子学步、户外活动时，一定要注意保护孩子的脚。

1岁以内的婴儿，颈部肌肉比较软弱，支撑头部的力量不够。当大人举抱摇晃孩子、逗其玩耍、喂奶的姿势不当、婴儿颈部过于扭转时，易造成颈部扭伤，使患儿发生颈肌扩张疼痛，如同成人落枕一样，所以父母一定要注意避免出现这种现象。

此外，婴儿睡在摇篮里，过分地晃动，轻者烦躁不安、哭闹、脖子发硬，致颈部扭伤，重者还会造成闭合性脑组织损伤，引起婴儿颅内出血、血肿而发生昏迷和呼吸困难等症状，对孩子智力发育也有影响。这一点也是父母要注意的。

孩子一旦扭伤，可表现为受损的关节肿胀，活动受到限制；疼痛与触痛会随着患部的活动而增强；肌肉会不自主地痉挛；几天后伤处还会出现青肿。

急诊措施

(1)应在急性脚扭伤的初期立即进行冷敷，如冲凉水、敷冰袋等，而且越早越好，在较短时间内使受伤的地方温度降低，局部血管收缩，阻止进一步的内出血和疼痛。在家中冷敷，先把毛巾或纱布浸在冷水中，然后敷在受伤的地方，2~3 分钟更换 1 次，持续 20~30 分钟。另外，还可以用冰水或冰块冷敷。方法是，把冰水或冰块装入热水袋或塑料袋内进行外敷，每次 10~15 分钟。一般在 24 小时内局部出血会逐渐停止,2~3 天后再考虑用按摩等方法来促进受伤组织的新陈代谢,加速创伤的愈合。

(2)孩子刚刚扭伤时,将扭伤处垫高,采用冷敷、施压,避免患处活动。在伤后 48 小时内,不可对患部做热敷。冷敷可减轻肿胀,同时用绷带包扎压迫扭伤部位,这样做不仅可保护和固定受伤关节,也可帮助减轻肿胀。

(3)一般在 1~2 天后,父母可在患处进行按摩,促使血液循环加速,肿胀消退,有条件的还可进行理疗。一般 12 天后,肿胀与疼痛开始减轻,患肢也可以做些轻微活动。经过以上治疗以及相应的肢体锻炼,一般扭伤的肌肉和韧带都能痊愈,恢复到原来的状态。

(4)由于扭伤常常伴有骨折和关节脱位,尤其幼儿容易发生桡骨头半脱位,所以当患儿疼痛日渐加重时,应去医院就诊。

孩子误食怎么办

从出生5个月开始,婴儿很可能会把手里的任何东西都往嘴里塞。

婴儿误食最多的是烟,其他还有药、纽扣、电池等。另外,洗涤剂、化妆品、防虫剂等也常被误食。

因此危险的东西或和婴儿口腔大小相仿的东西,都尽量不要放在婴儿拿得到的地方。

婴儿的口腔比人们想像的要大,直径小于39毫米的东西,都可以塞进口中(以前以32毫米为准,但根据最新的统计,修正为39毫米)。

可以根据婴儿口腔的大小,做一个"婴儿嘴",然后拿身边的物体与之对照。另外,市面上还有一种称为误食监测器的东西出售。

烟、硬币、干电池、玻璃珠、戒指、瓶盖等都是很危险的。凡是有误食危险的东西都要放在离地板1米以上的地方。

幼儿误食后,应设法让他吐出,其中有的东西吐出后,还会留下危险。误食的东西不同,其应急措施也有所不同。可以在医生的指导下进行。

急诊措施

(1)误食了肥皂、蜡笔、面霜等危险性较低的东西,可用手指将残留在口腔中的部分抠出。如果孩子没有什么异样,就可放心。

(2)硬币、别针、玻璃珠等无法消化的物体会随大便一起排出,注意观察大便即可。如果异物不在大便中,应到医院就诊。

(3)对于误食最多的烟,如果长度不超过2厘米,就无需担心,观察4~

5 小时后如果没有异常,就可放心。如吞咽了 2 厘米以上的,应在吐出后到医院就诊。

(4)破碎的果汁瓶盖或烟灰缸被婴儿误食是十分危险的。烟的成分一旦被水溶解就很容易被胃吸收，造成严重的疾病。应尽快让婴儿吐出异物,并送往医院。

(5)让婴儿呕吐的方法,是将食指伸入口腔,用力压舌头根部,促使其呕吐。

(6)若不小心误食了石油等挥发性较强的液体、钉子等尖状物、防霉剂或洁厕灵等强酸、强碱性物质,不能让孩子呕吐,而应火速前往医院救治。

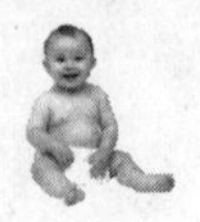

孩子切割伤怎么办

当孩子的皮肉被尖锐的金属刀器或玻璃划破受到伤害时，称为切割伤。一般小的切割伤并不要紧，但是如果伤口较深，引起大量失血，或者伤害物可能带有破伤风杆菌(如生锈的铁器、不见阳光的泥土等)，甚至伤害物还嵌入在皮肉之中，那可是要认真对待的。如果伤口带入了破伤风杆菌，在伤口深处缺氧的条件下得以繁殖，产生外毒素，感染后十天就会发生破伤风病。其症状首先是张口困难，牙关紧闭，然后全身骨骼肌阵发性痉挛，持续性长，当呼吸肌痉挛时，会导致死亡。所以，在孩子受到切割伤时，父母一定要做好急诊工作。

急诊措施

(1)如果伤口不深，只是划破皮肤少量出血，只需在家用清水(或淡盐水)和肥皂清洗好患处，消毒后用创可贴或消毒纱布敷盖患处就可以了，这样可以防止伤口发生感染。但同时也要注意几点：第一，在清洗伤口时要确保将所有的脏物从伤口处洗出；第二，不要将棉花或其他绒毛状的物质敷盖在伤口处，因为它们会粘在伤口上面阻碍伤口的愈合；第三，在包扎伤口时要保证伤口有较好的透气性，不能包扎得太紧；第四，每天都要换一次敷料，夜间可以让患处暴露在空气中，这样有利于伤口的愈合。

(2)如果伤口还在出血，可以用消毒纱布或干净的卫生纸压迫住患处十分钟以上，同时要将患处抬到高于心脏的位置。待止血后再消毒、包扎。包扎时注意不能将伤口包扎得太紧，否则会使局部出现供血不足。如果伤口很大，压迫十分钟后还止不住血，或者伤口在孩子的颜面部，应当马上送孩子去医院请医生处理。

(3)在对孩子采取止血、消毒的过程中，一定要搞清楚孩子是被什么东西弄伤的，特别要注意还有没有切割物残留在孩子的皮肉里。如果孩子是被玻璃划伤的，而且玻璃还嵌在皮肉里，家长不要自己去拔除，应当赶快将孩子送去医院请医生处理，以免加重孩子的损伤和出血。如果孩子的伤口很深，并且伤害物是铁器，或是受不见阳光的泥土污染的东西，应当立即带孩子去医院医治，医生在问明情况后，会给孩子进行破伤风抗毒素注射。

(4)在每天给孩子换敷料时，注意观察孩子伤口的变化。如果发现伤口周围的皮肤红肿，说明患处受到了感染，应当带孩子去医院医治。

孩子喉咙扎刺怎么办

鱼刺刺着喉头的说法并不正确，多数是鱼刺卡在舌根或咽喉的入口处。可以先试着用汤匙或牙刷柄压住孩子舌头的前半部,在亮光下仔细观察孩子舌根部、扁桃体及咽后壁,如果能找到鱼刺,可用镊子或筷子夹出。如上述方法不能奏效,或吞了流食后痛感加重、异物感更明显,应立即到医院看急诊。千万不要让孩子强行大口吞咽蔬菜、馒头,以为能把刺带下食道,这样只会使刺扎入较深的部位,或卡在食道内,造成更严重的后果。

急诊措施

(1)较大的或扎得较深的鱼刺,无论怎样做吞咽动作,疼痛不减,喉咙的入口两边及四周如果均不见鱼刺,就应去医院治疗。

(2)当鱼刺卡在嗓子里时,千万不能让患儿囫囵吞咽大块馒头、烙饼等食物。虽然有时这样作可以把鱼刺除掉,但有时这样不恰当的处理,不仅没把鱼刺除掉,反而使其刺得更深,更不宜取出,严重时感染发炎就更麻烦了。

(3)如果采用上面所说的方法仍不能取掉鱼刺,父母就不要再动手。有时鱼刺已掉,但还遗留有刺的感觉。所以要等待观察一下,如果孩子仍感到不适,就一定要到医院请医生诊治。这也是鱼刺刺伤时最恰当的处理方法。

孩子眼入异物怎么办

眼睛对孩子的重要性不言而喻，同时它却又娇嫩、敏感，哪怕进入细微如丝的异物，也会感觉万般痛苦。一些孩子碰上了这种情况常常不由自主地用手去揉，可是眼球的角膜很嫩，也非常敏感，用手反复搓揉，异物不仅不容易出来，反而会使异物反复摩擦眼球导致角膜损伤，情况较轻的患儿会出现角膜、结膜充血感染，严重的可能导致视力下降甚至失明。有时还会因睁不开眼而导致其他事故的发生。

急诊措施

(1)灰尘或沙粒进入眼内必须立即采取的措施。如果不是刺痛，只是有些异物感的话，可嘱孩子忍着将眼睛闭上，这样做可以使孩子流泪，而异物可能会随着泪水流出来。也可翻开孩子的眼睑，用清洁的手帕或湿棉签轻轻地拭去结膜表面的异物，也可用温水冲洗。

(2)如果不流眼泪的话，可以在脸盆里放上水，让孩子将脸埋在里边眨眼。如果能看到进入眼内的异物，可以用湿棉棒或脱脂棉将其沾出来。

(3)洗涤剂进入眼内，必须立即采取的措施。可以用大量的清水冲洗，无论用什么方法冲洗，一定要将没进入洗涤剂的眼睛闭上，或将其用手捂住；如果是强酸或强碱误入眼内，在冲洗后，必须去医院治疗。如果身边找不到清洁的水可利用河水、湖水等冲洗。铁粉等异物刺入眼睛时，用干净的纱布捂住眼睛立即去看眼科医生。注意必须去看眼科医生，非专业人员的治疗可能会带来危险。

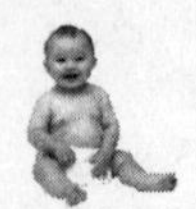

(4)眼睛里进入异物后,千万不要让孩子揉眼,否则会损伤角膜或结膜。小孩子稍微感觉眼内有异物,就会马上去揉眼睛,这一点要引起家长的注意。

(5)异物取出后,可适当滴入一些眼药水或挤入眼药膏,以预防感染。

(6)因异物损伤造成的感染比较危险。当取掉异物后眼内仍有异物感时,可能是眼内受到了损伤,这时必须去看医生。

孩子食物中毒怎么办

食物中毒是吃了含有毒素或病菌的食物引起来的，可分为非细菌性与细菌性食物中毒两类。

细菌性食物中毒是儿童中最常发生的一种中毒性疾病，多发生在夏秋炎热的季节。主要是食物在制作、储运、出售过程中处理不当，被细菌污染，孩子饮食时引起胃肠炎及中毒症状。常见的细菌有沙门氏菌、嗜盐菌、大肠杆菌，还有些被污染的食品虽经高温处理，细菌被杀死，但毒素未能遭到破坏，食入后仍可引起中毒。

食物中毒的表现是，在短时间内，吃这种食物的患儿同时或相继发病，症状相似，以恶心、呕吐、腹痛、腹泻为主，往往伴有发烧。吐泻严重的患儿，还可发生脱水、酸中毒，甚至休克、昏迷等症状。小儿食物中毒的急诊原则是清除毒物，控制感染，尽快补液，对症治疗。轻型患儿，应该采用催吐、导泻、禁食、补液等处理方式。重型病儿，重点是要尽快补流，纠正脱水酸中毒，抗生素不可由静脉滴入。

小儿食物中毒比成人来势凶猛，一般情况下，都需要进行抗感染治疗。在细菌未明确前，可用四环素、氯霉素等药，如已查明致病菌，应针对性地给予抗生素治疗。

防止孩子发生食物中毒最有效的方法之一就是要做好食品卫生的管理工作，积极努力地搞好各项预防工作，其具体方法是：加强食品管理，注意饮食卫生。尤其是在夏秋季节，对肉、鱼、蛋、菜、牛奶等的制作加工，以及运送、储存、零售都要严格管理，防止污染变质。熟食饭菜，更要注意卫

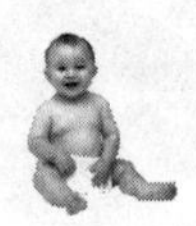

生；剩菜、剩饭，要放在凉爽通风的地方，时间不能过长，吃前必须加热。腐败发酸的食物，决不能再吃；对病死牲畜，必须经过兽医和有关人员检查决定能否食用。动物头、蹄、内脏等易污染的食品，必须洗净后，经高温煮熟，煮透再吃。防止生熟食品的交叉污染；消毒装罐食品，特别是肉食品必须彻底消毒。罐头顶部鼓起时，绝不可食。吃海产食物，或用盐渍食品，应充分加热，熟透才可。

如果孩子不幸发生急性食物中毒，不能惊慌失措，而应该当机立断地采取下列措施。

急诊措施

(1)如果估计食物中毒发生的时间在2~4小时内，可用手指或筷子刺激小孩的咽后壁催吐，以尽量排出胃内残留的食物，防止毒素进一步的吸收。

(2)如果进食时间在4小时以上，可给小孩吞饮大量的淡盐开水，并配合指压的方法催吐。

(3)对可疑变质或有毒的食品除立刻停止食用外，应妥善保存，供医生急救时分析处理，同时应通知卫生检疫部门协助鉴定。

(4)导致食物中毒的原因错综复杂，可能是变质也可能是残留的农药，此外，临床中毒症状的轻重不一，故在简单的急救处理后须送医院做进一步的诊治，以免延误病情。

孩子中暑怎么办

夏天到了，带孩子出游的机会也多了。但是，在炎热的天气里，孩子很容易会中暑。如果是在郊区景点，附近没医院没大夫又该怎么办？

在郊外游玩时，如果天气很热，首先要时刻注意孩子的一举一动。如果发现本来活蹦乱跳的孩子突然精神差了，还出现头晕、头疼、面色苍白、恶心、动作不协调等情况时，说明孩子已经先兆中暑了。

急诊措施

(1)孩子中暑时，首先要赶紧把孩子转移到阴凉通风处，掐孩子的人中穴、内关穴以及合谷穴，或者身边有带针之类的物体，可先将其用火消毒，然后用针浅刺人中，并挤出血滴，这两种方法对于大汗虚脱的孩子有很好的治疗效果。

(2)可以通过按摩穴位来让孩子舒服些。方法很简单，找到孩子后颈部大筋两旁凹陷处，与耳垂平行处的风池，以食、中指一起按摩，以及找到孩子下嘴唇正下方的凹窝承浆穴按压，可以达到放松颈肩部肌肉、缓解头晕头痛的效果。

(3)如果有条件的话，要给孩子喝点糖盐水，但不能过量饮水，尤其是热水。因为过量饮用热水反而会使孩子大汗淋漓，造成体内水分和盐分进一步大量流失，严重时还会引起抽搐。一般两三岁的孩子每隔一小时饮用30~50毫升即可。但是，如果孩子出现高热，即体温达到38℃以上，则应尽快送医院处理。

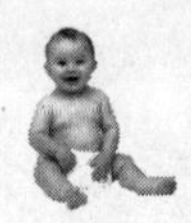

(4)最主要的还是预防。带孩子出游时,一定要让孩子戴帽子,家长还应带点盐,有车载冰箱的可以带点绿豆汤、西瓜汁,十滴水、人丹等抗中暑药也是必带的。

孩子意外窒息怎么办

意外窒息多发生于1岁以下的婴儿，是我国婴儿意外死亡的最主要原因，大约占70%以上。

婴儿窒息大多发生于床上睡眠时。多为埋在柔软的被子和枕头中所致。有时也会由盖被、放在边上的布娃娃覆盖脸部造成。这是因为婴儿的活动能力差，当其口鼻部被堵着或压着时，避开的力量弱，常挣扎不了多长时间就无能为力了。

婴幼儿一昼夜大约需要14~18小时的睡眠，年龄越小，需要睡眠的时间就越长，如果孩子睡觉时被子盖得过严、妈妈乳房堵住口鼻、孩子趴着睡就容易引起窒息，另外溢奶吸入气管、外出包裹得太紧、异物吸入气管等也是引起窒息的主要原因。

为保证孩子的睡眠安全，父母应注意纠正不良的护理和生活习惯，任何情况下都不要堵住婴儿口鼻部，影响婴儿呼吸。

导致窒息的原因无处不在。平时要注意婴儿周围尽量不要放置不需要的东西。

急诊措施

(1)抢救窒息的孩子，最重要的是解除引起孩子窒息的原因，及时清除呼吸道及口腔分泌物，保持呼吸道的通畅。

(2)简单而迅速地评估生命体征：有无心跳、呼吸以及脉搏搏动。

(3)让孩子平卧，头后仰，使气道通畅。

(4)用手指把嘴掰开,如口中有异物应迅速取出。

(5)进行人工呼吸时,父母的口应覆盖婴儿的口鼻,使婴儿的胸廓抬举适度,每分钟20次。

(6)如果婴儿的心跳停止,在人工呼吸的同时予以胸外按压,用2~3个手指按压双乳头中点下一指的胸骨处,每分钟至少100次。胸外按压与人工呼吸的比例为5:1。

(7)如果窒息的原因是异物吸入,不要先忙于人工呼吸,这样可能使异物进一步深入气道中。可让孩子张开嘴,用食指沿脸颊内侧插入,将异物轻轻抠出。若婴儿咳嗽、脸色难看、呼吸困难,必须尽快取出异物。方法有两种:将孩子脸朝下,用力拍打肩胛骨处;可从后面抱住其身体,用力按压胸部凹陷处,使异物呕出。

(8)不要停止基础生命支持的步骤,进行人工呼吸应该直到婴儿面色转红、出现自主呼吸为止。

孩子被宠物咬伤怎么办

家里养有犬、猫等宠物，难免会出现一些意外，以致会被宠物咬伤。特别是孩子，常因嬉戏逗弄过度而造成宠物伤人事故。那么，孩子一旦被宠物咬伤，应该如何处理？需注意哪些问题？

急诊措施

(1)一旦被狗、猫咬伤，重要的是做好现场救护工作。凡是狗、猫咬伤，不管是疯狗、病猫还是正常的狗、猫(医学研究所表明，有相当多的一部分正常的狗、猫的唾液中带有狂犬病毒)，千万不要急着去医院找医生诊治，而是应该立即、就地、彻底冲洗伤口。万一找不到水源，甚至可以用人尿代替清水冲洗，随后再设法找水源。

(2)孩子被宠物咬伤后，要及时注射狂犬疫苗，越早越好。首次注射疫苗的最佳时间是被咬伤后的48小时内。具体注射时间是：分别于第0、3、7、14、30天各肌肉注射1支(2毫升)疫苗，“0”是指注射第一支的当天(其余以此类推)。如果因诸多因素而未能及时注射疫苗，应本着“早注射比迟注射好，迟注射比不注射好”的原则。使用狂犬疫苗还要注意以下几点：正确处理伤口。伤口的正确处理是防止发病的关键，越早越好。最好能取得医生的帮助，当然亦可自行处理，其方法是先将伤口挤压出血，并用浓肥皂水反复冲洗伤口，再用大量清水冲洗，擦干后用5%碘酒烧灼伤口，以清除或杀灭污染伤口的狂犬病毒。只要未伤及大血管，一般无需包扎或缝合。若条件许可，可在伤口周围注射狂犬病血清和破伤风抗霉素。

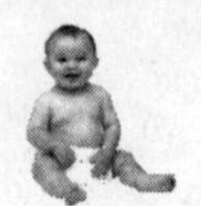

(3)除以上的措施外,不要对伤口做任何其他处理。千万不要包扎伤口或在伤口上涂药,这些行为都有可能延误治疗时机。

(4)被宠物咬伤后,在复原期间,最好不要让孩子吃有刺激性的食物,诸如辣椒、葱、大蒜等等;同时要避免受凉、剧烈运动或过度疲劳,防止感冒。

孩子被蜇伤怎么办

小儿天性顽皮，喜欢玩虫子，捅蜂窝，所以比起成人来更容易被蜂虫蜇伤。蜇伤是小儿较为常见的病症之一。

被单个蜂虫蜇伤，一般无关紧要，只是局部产生灼痛、红肿，少数会出现水泡，很少引起坏死。但被群蜂虫蜇伤或黄蜂（毒性极强）蜇伤后，会引起发烧、头痛、恶心、呕吐、昏倒、昏迷，以至痉挛、休克、肺水肿、心脏及呼吸麻痹，甚至导致呼吸停止而死亡。偶尔可见到被蜂蜇伤舌或咽部，会发生喉头水肿窒息。另外，也有对蜂毒过敏的幼儿，虽然是单处局部被蜇伤，但仍会发生吞咽东西困难，声门水肿，胸部气闷，腹部疼痛，腹泻，甚至会因过敏休克而死亡。

孩子被蜇伤后，父母应该注意这几个事项：被毒蜂蜇伤后，往患处涂氨水基本无效，因为蜂毒用氨水是中和不了的；黄蜂有毒，蜜蜂没有毒，但被蜜蜂蜇伤后，也要先剔出断刺，在处置上与黄蜂不同的是，可在伤口涂些氨水、小苏打水或肥皂水；被蜂蜇伤二十分钟后无症状者，可以放心。

急诊措施

(1)被蜂蜇伤后，其毒针会留在皮肤内，必须用消毒针将叮在肉内的断刺剔出，然后用力掐住被蜇伤的部位，用嘴反复吸吮，以吸出毒素。如果身边暂时没有药物，可用肥皂水充分洗患处，然后再涂些食醋或柠檬汁。

(2)孩子被黄蜂或蜜蜂蜇了，将衣服浸泡在冷水中，然后覆盖在受伤部位可以减轻疼痛和肿胀。

(3)如果孩子因蜇伤而发生休克,在拨打“120”电话后或去医院的途中,要注意保持伤者的呼吸畅通,并进行人工呼吸、心脏按摩等急救处理。

(4)蜜蜂蜇伤局部可敷肥皂水、碱水或3%氨水;黄蜂(马蜂)蜇伤局部可涂些食醋;被马蜂、蝎子蜇了,用碱面和煤油涂于患处即愈;被蜈蚣咬伤,马上用盐水洗搽,即可止痛。

(5)保持孩子的指甲短而清洁,减少因抓挠而引起的感染。

(6)一些儿童,特别是有过敏体质的儿童在被蜇伤后会产生严重的反应,甚至会危及到生命,这种反应叫“过敏性休克”,这时父母就需要赶紧送孩子去医院做急诊处理。

孩子鼻出血怎么办

儿童鼻出血多发生于4岁至10岁,并且90%以上的儿童鼻出血多发生在鼻中隔前下方。鼻中隔前下方有一个由动脉和静脉血管构成的血管网。这里的黏膜薄,静脉没有瓣膜,医学上称为鼻腔易出血区。由于位置靠前,当受到外力冲击时,不堪一击,很容易发生出血。

春天气候转暖,冬天过久收缩的鼻腔血管扩张,鼻内产生干燥、发痒等不适感,稍一抠挖,即会出血;同时春天是流感、麻疹等热性病的流行期,发烧之后可继发鼻腔及鼻窦感染,造成鼻出血。为预防鼻出血,应注意室内温湿度调节;要鼓励孩子多吃菜,甚至加服维生素A和维生素C等;外出时鼻腔可涂一些油膏;要教育孩子不要随便掏鼻子。

气候干燥的季节,小儿鼻出血很常见。家长不必紧张,应采取正确的措施止血。

急诊措施

(1)一般仅有数滴的小量出血,多能自行停止。若出血量较多时,可用消毒棉或纸巾做成小卷轻轻放入鼻腔阻止出血。也可用"指压法",即用拇指和食指捏住鼻子的两翼向中线用力压迫鼻中隔前下方,达到止血的目的。

(2)应将患儿取坐位或半坐位,头略向前倾,不能仰卧位,也不能头向后仰,以免血液呛入呼吸道。若血流入咽部,刺激咽部咳嗽后会加重出血。这时可用冷毛巾敷头部,用手指在鼻翼上稍施加压力3~5分钟,也可用消

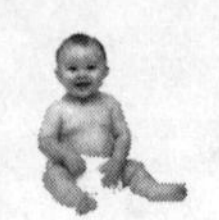

毒棉花蘸0.1%的肾上腺素溶液或云南白药，填塞鼻腔10分钟，然后轻轻取出棉花。

(3)应让小儿头向前低，以使血向前流，积在被压迫的前部鼻腔，形成有利止血的血凝块。家有易出鼻血的小儿时，应备一些局部止血药如1%麻黄素滴鼻液等，当小儿鼻出血时，将药滴在或沾在棉卷或纸卷上塞入鼻腔，止血效果更好。

(4)注意塞入鼻腔的棉卷或纸卷放置时间以半小时左右为宜，不能过长，以免棉纸膨胀、纤维断裂不易取出。

孩子惊厥怎么办

高热惊厥多发于6个月至4岁之间的孩子,发病率约30%~50%。6个月以下或6岁以上很少发生,由于婴幼儿正处在旺盛的生长发育阶段,中枢神经系统发育还很不完善,大脑皮层控制能力较差,抑制过程薄弱,兴奋过程占相对优势,兴奋易于扩散,而发热可使中枢神经系统的兴奋性增高,因此,发热,尤其高热时,小儿容易出现抽风。发热时,一般体温在38℃~39℃之间。当体温超过39℃时,患儿会出现烦躁不安、胡言乱语、幻觉甚至手足抽搐等现象,重者表现为全身强直,眼球突然上翻,牙关紧闭,神志不清。

高热惊厥的复发率很高,文献记载为15%~70%不等。初次发作的年龄越小,复发的可能性越大,且女孩较男孩更易复发。随着发病时间的推移,复发会逐渐减少,初次发作后两年半内应特别注意预防复发。反复发作的高热惊厥可造成脑的损害和智力减退,发作次数愈多,脑损害愈大。如果高热惊厥控制不好容易转变为癫痫,所以一定要积极预防和治疗小儿高热惊厥。

如果孩子以前有过高热惊厥史,发热时一定要注意其表情。一般抽风发作前,小儿多有神情呆板、直眼、局部肌肉抽动或烦躁不安、胡言乱语等现象。如果出现这种现象,家长就要做好心理准备了。高热惊厥发作时,在家要做好防治。

急诊措施

(1)父母一定保持镇静,千万不可哭叫或摇晃孩子。让孩子静卧于床,用拇指按压其"人中穴",多可缓解症状。人中穴位于上唇正中与鼻中连线的中点。

(2)在孩子的上下门牙之间放一个缠了纱布的筷子,以免病发时咬伤舌头。如有呕吐现象,要让孩子的头偏向一侧,以防呕吐物误入气管,导致窒息。

(3)保持环境安静,避免不良刺激,防止高热惊厥再次发作或反复发作。

(4)尽快送入医院,查明发热原因,针对病因治疗,千万不可乱服药,以免延误病情。

孩子触电怎么办

孩子因不慎接触带电的家用电器,特别是开关,或误触断电的通电线路,就可引起触电。

在日常生活中,父母要保护好孩子,避免孩子触电,具体的措施可以参照以下几点:所有的电器设备,用完后立刻放回安全的地方,如电烫斗、搅拌器、吹风筒等;注意电热恒温开水器的水温和摆放位置,以免孩子触摸或碰倒;所有孩子能碰得到的插座要套上专用的塑料罩;外引的电线只能临时使用,用完立刻收拾好,不能放在孩子伸手可及的地方;风扇、取暖炉要放在安全的地方,或做两个围栏围住;孩子从懂事的那天起就要教他不能接近、触摸带电物体。

触电造成的损伤与电流的强弱、电压高低、电流接触时间长短以及电流经过人体途径和是否有绝缘保护(穿胶底鞋、站在干燥的木板)有关。当8~12毫安电流通过身体时,肌肉自动收缩,可有“一击”感觉,无明显损害;超过20毫安可导致接触部位的皮肤灼伤;25毫安以上的电流可致心房纤颤及死亡。220~1000伏电压可致心脏和呼吸同时麻痹。

急诊措施

(1)发现孩子触电后,立即切断电源。切断电源的方法一是关闭电源开关、拉闸、拔去插销;二是用干燥的木棒、竹竿、扁担、塑料棒等不导电的东西拨开电线。

(2)迅速将患儿移至通风处。对呼吸、心跳均已停止者,立即在现场进行人工呼吸和胸外心脏按压。人工呼吸至少要做4分钟,或者至患儿恢复呼吸为止,有条件者,可进行气管插管,加压氧气人工呼吸。

(3)孩子因触电出现深度昏迷时,可针刺人中、中冲等穴位。呼吸、心跳恢复后立即送往医院救治,路上还要密切注意患儿的病情变化。

(4)发现孩子触电后,急救时切勿贸然用手去接触伤者,因为触电者自身就是良好的导电体,直接用手去拉,同样会引起自身触电。切断电源拨开电线时,切勿用湿的、导电的东西去拨,以免再引起自身触电。

孩子痉挛怎么办

痉挛(又称抽搐)是由于脑部发出不正常的电流所导致,常常令孩子和父母都惊慌失措。其严重性从局部的肌肉抽动,到全身抽搐(称为癫痫大发作),各种程度的都有。癫痫大发作的可能症状包括跌倒、在地上扭动、翻白眼、口吐白沫、咬舌头及暂时失去意识等等。

处理痉挛时,最重要的就是要先确定孩子的舌头或分泌物不会阻碍到呼吸道,以免大脑缺氧。婴儿时期会发生痉挛,大部分都是因为发烧。这种发作很短暂,有固定的过程,而且很少造成伤害,但可能会把父母吓得脸色发白,四肢发抖。

急诊措施

(1)将孩子安全地放在地板上,脸朝下或侧躺,让孩子的舌头往前,利用地心引力让分泌物从喉咙流出。

(2)痉挛发生时或刚过后,不要给孩子吃或喝任何东西。也不要试图阻止孩子抽搐。

(3)如果孩子的嘴唇没有发蓝,呼吸也正常,就不必担心。如果孩子的嘴唇发蓝,或者没有呼吸,就必须帮他清除呼吸道,做口对口人工呼吸。但这种情况很少见。

(4)防止孩子在剧烈扭动时撞上家具,要将孩子身边的障碍物全部清除。

(5)痉挛过后,孩子通常会熟睡。此外,在第一次痉挛后的几分钟内,

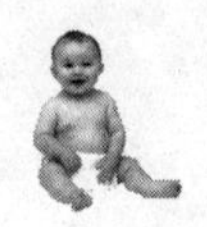

往往还会再抽搐一次，尤其是因为发烧造成的痉挛。为了预防复发，如果孩子在痉挛后觉得热，把孩子的衣服脱掉，用冷毛巾帮他擦身。

(6)如果孩子之前很健康，却突然发烧，之后出现短暂的痉挛，而且当时看起来没什么问题，那么或许先观察一阵子，然后才求医比较好。你可以先想办法控制发烧孩子的体温，并且安坐几个小时，不用在半夜三更打电话给医生或急奔到医院。但是，任何与发烧无关或发生在看起来生了病的孩子身上的痉挛，都必须立刻送医。

第5章

身体健康，心理也要健康——做孩子最好的心理师

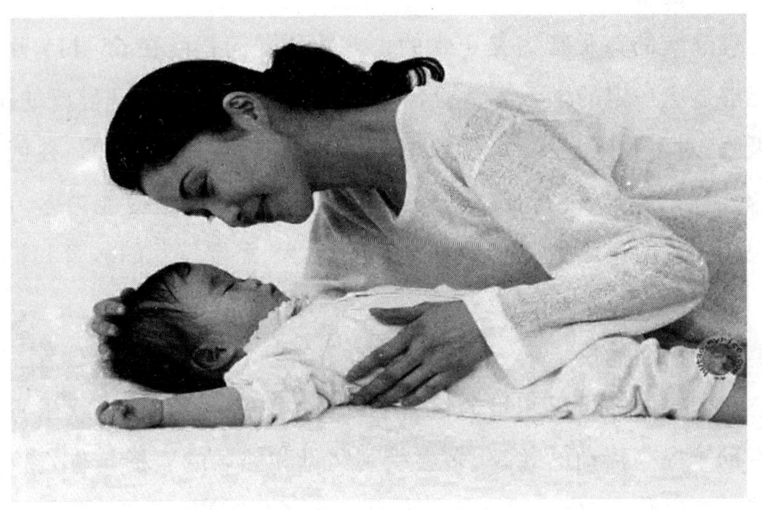

孩子心理健康标志

从医学专业上讲,人们的心理健康只有相对标志,没有绝对界限,只有量的变化,没有质的区别。孩子处在迅速生长发育时期,心理健康的标志有如下几个方面:

智力符合常态

心理健康的孩子智力是正常的,多数孩子的智商在65~115分之间。他们能够适应一定的学习生活,与周围环境取得平衡。心理健康的孩子记忆力极强,对事物观察细致,想象力丰富,才智超群,有独立的、独创的、机敏的、充满活力的人格特征。心理不健康的孩子社会适应能力差,常常不能适应幼儿园的集体生活与学习,心理压力大,需要特殊的教育和护理。

情绪稳定而愉快

心理健康的孩子以积极的情绪表现为主,充满了喜悦与欢乐,这样的情绪有助于提高活动的效率,多会受到父母和邻居的表扬与称赞,而积极的情绪得到强化,使孩子进入良性循环。孩子也有喜、怒、哀、乐,健康的孩子也会出现短时间的消极情绪,当消极情绪表现的太过分,太频繁,如焦虑、恐惧、强迫、抑郁等情绪反复出现时,就难以称得上心理健康了。

意志健全与行为协调

心理健康的孩子3岁前就有意志的萌芽表现,能初步借助言语支配自己的行动,出现独立行动的愿望。3岁后,意志中的自觉性、坚持性和自制力得以发展,但总的来说,发展有限。意志不健全的孩子挫折容忍性差、怕困难、做事三心二意、缺乏自控力。在行为表现上前后矛盾,思维混乱,行为反应变化无常,为一点小事就大发脾气,或是对强烈的刺激反应淡漠。

性格与自我意识良好

性格是人的个性中最本质的表现,而自我意识在性格的形成中起着重要的作用。心理健康的孩子性格相对稳定,开朗、热情、大方、勇敢。在自我意识上,开始正确认识与评价自己,自尊在发展,寻求独立性,对自己充满了信心。而心理不健全的孩子性格发展不良,表现出胆怯、冷漠、孤僻、自卑,缺乏自尊心。

人际交往和谐

孩子的人际交往关系主要是指他们与父母、教师以及同伴之间的关系,从这些人际交往中可以反映出孩子心理健康状态。心理健康的孩子乐于与人交往,善于和同伴合作与共享,理解与尊重他人,待人慷慨友善,也容易被别人理解和接受。心理不健康的孩子不能与人合作,对人漠不关心,缺乏同情心,有猜疑、嫉妒、退缩现象,不能置身于集体,与群体格格不入。

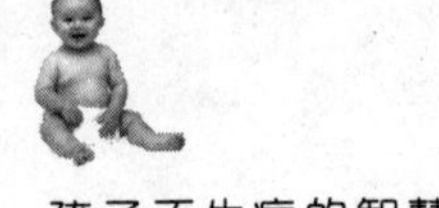

孩子强迫症的治疗

强迫症的患儿应在心理医生的指导和鼓励下，通过反复的训练和实践,主动去矫正强迫观念、意向或行为。在治疗中应注意以下几点：

树立信心

对有强迫症的孩子,父母要帮助他们认识和克服自己的性格弱点,努力做到处理事情当机立断,遇事不犹豫不决。要让孩子了解人的一生必然会遇到各种各样难题,要勇敢面对困难。帮助孩子正确评价自己,看到自己的力量,遇事不胆小、畏缩。要在多方面为患儿创造条件。还要注意丰富孩子的业余生活,分散孩子的注意力,以减少他们不必要的疑虑。

意念训练

孩子出现不可克制的强迫现象时，父母要帮助孩子用意念努力去对抗强迫现象,使孩子紧张恐惧的心情得以放松。并告诉孩子"强迫"这种行为没有任何意义,以分散孩子的注意力。当然,要做到这点,是很不容易的,一定要有毅力。多数孩子经过反复训练以后,强迫现象才会逐步消失。

行为疗法

对于单纯用意念不能对抗的强迫现象,可以采用"行为对抗疗法"加以矫正。行为对抗疗法基本上是一种操作性条件反射过程,它把刺激与强迫行为反复多次结合,形成一种新的条件反射,使之与原来的强迫行为相对抗，以消除原有的错误行为。具体做法是：在孩子右手腕上套进三股橡皮圈，一旦出现不可克制的强迫现象，如反复计数、反复检查等时，立即拉弹腕上的橡皮圈，以对抗强迫现象。拉弹力量以手腕皮肤稍有疼痛感为宜，同时数拉弹次数及强迫现象持续的时间。刚开始时需要拉 20~30 次，才能对抗强迫现象。经过一段时间的反复训练，拉弹橡皮圈 3~5 次就能对抗强迫现象，就会立即想到手腕上橡皮圈的对抗力量，用自己的意念来消退强迫欲念。

培养爱好

鼓励强迫症患儿多参加集体活动，多与外界接触，培养孩子多方面的兴趣爱好，如唱歌、跳舞、听音乐、打球、跑步等，以建立新的大脑兴奋点，去抑制强迫症状，转移对强迫症状的高度注意力，这样，可以大大促进病情的恢复。

父母要纠正自身的不良性格

如果强迫症患儿的父母有性格偏异，如特别爱清洁、过分谨慎、过于刻板、优柔寡断、迟疑不决等，都必须加以纠正，否则，会影响患儿强迫症状的康复，也不利于孩子以后心理的健康发展，这一点甚为重要。

药物治疗

严重的强迫症患儿，由于强迫症状影响了孩子的学习与生活，因此必须进行药物治疗。实践表明，使用氯丙咪嗪结合其他药物，对于有强迫观念的强迫症患儿，疗效比较满意。但必须在医师的指导下，从小剂量开始使用，且需要持续较长的用药时间，才可控制强迫症状。

值得注意的是，孩子的顽固性的强迫症状，往往是孩子精神分裂症的早期表现，父母必须严密追踪观察，必要时在服治疗抗强迫症状药物的同时，加一些抗精神病药，如少量奋乃静、舒必利，既用做预防，又可治疗。

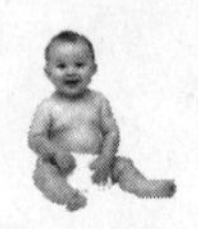

梦魇

梦，人人做过，有噩梦，有美梦，无奇不有：有一夜暴富、有穿越时空、有爱恨离合……然而，梦的产生多半出于我们的思想、回忆和想象。俗话说“日有所思，夜有所梦”，这是很有道理的。当然有的夜梦与睡眠环境有关系。

梦魇属于噩梦中的一种，医学认为，梦魇是人睡眠时发生脑缺血而产生的。梦魇在后半夜的睡眠中发生的机会更多。梦魇发生的当时，心跳和呼吸可能会加快，但不会有显著的植物神经反应。孩子从梦魇中醒来后能叙述梦里的情景，常常会说害怕。有时在梦里哭、大声喊，并且胳膊、腿脚乱踢、乱打一顿。有的孩子白天精神倦怠总想睡觉，晚上却迟迟不能入睡。

心理学家分析，孩子梦魇前大多有过心理矛盾，情绪焦虑；或因看了恐怖小说、电视、电影，听了吓人的故事而引起；或因肠寄生虫病引起睡眠不适，或因过饥过饱等等。当然有的梦魇与睡眠环境有关系。例如，房间太热、干燥或者睡眠姿势不合适，如双手压在胸部，影响了呼吸，以及睡前喝水多，膀胱胀尿等也会做一些噩梦。

孩子发生梦魇时，父母应尽快将他唤醒，并安慰孩子说：“这是做梦，不是真的，不要害怕。”待孩子情绪稳定后，再让他入睡。一般不需要药物治疗。若孩子多从噩梦中惊醒，心率与脉搏俱增，发作一般为1分钟。发作后，翌日凌晨不易转醒，且常伴有梦游症。此症应同一般的梦魇相区别。应尽早去看神经专科医生寻求诊治。

发作频繁的梦魇，原因多为身心疲劳，睡前过度兴奋、不安，情绪紧张或受溺爱等。请去心理咨询门诊作心理治疗,可以在心理医生的指导下,让孩子在睡前酌情服用少量镇静药物,如安定,小儿0.2mg/kg/次,连服几晚。平时应当让孩子避免看恐怖的影视,听恐怖的故事。

当然,最主要的还是让孩子养成良好的生活习惯,保证健康的睡眠,还有就是让孩子在睡前不要喝太多的水;保持正确的睡姿也很重要,一般有梦魇的孩子都喜欢反着睡,就是胸部朝下,还有就是蒙头睡,这都是易引起梦魇的不良睡姿。父母需要注意的是,有心理压力和躯体诱因的孩子应作对症处理。解除各种诱发梦魇的因素后,一般就不会再频频发作。另外,随着年龄的增长,梦魇的发作会自然减少或停止。

自卑与忧郁症

孩子处于生长发育时期，尤其在学龄前及学龄期，一般情绪不太稳定,容易受内外因素影响而变化,常因某些生活事件或其他社会心理因素的影响而产生情绪问题。比较轻的情绪反应为自卑心理,感到自己事事处处都不如人家,自我评价过低,缺乏进取心,情绪比较压抑。如果患儿有比较严重的情绪反应即是忧郁症的表现。

情绪压抑是患儿最突出的表现,患儿认为自己笨拙、愚蠢、丑陋,同时对周围不感兴趣、退缩、抑制,没有愉快感。有的表现自责自罪、自暴自弃、易激惹,且有消极言语,严重时甚至有自杀行为。真正患有忧郁症的孩子并不多见,但有忧郁情绪的孩子并不在少数。

有忧郁情绪的孩子早期常有自卑心理，自卑心理是孩子心理卫生问题的表现形式之一,若不加注意,自卑心理会不断加剧,并持续影响孩子的情绪行为,导致忧郁症。

孩子自卑与忧郁症的表现

有自卑心理的孩子,经常抱怨没人喜欢他,平时不够活跃,动作迟钝或精力不足,觉得自己没用。有自卑心理的患儿多见于学龄期孩子。这类孩子多数学习成绩较差,在家经常遭父母打骂,往往情绪低落、恐惧、紧张,有的孩子一进家门,便闷闷不乐,担心挨打。由于学习困难,被老师批评,又遭同学歧视,精神负担较重,因此,他们逐渐产生自卑心理。这种心理一旦产生,若不及时消除,那么从心理角度而言,想再争取优异的成绩是不可能的。孩子产生自卑心理以后,事事处处总感到不如别人。碰到困难或遇到学习方面的难题时,他们不是知难而进,想方设法去解答难题,而是畏畏缩缩,缺乏克服困难的勇气和决心。这种自卑心理势必影响患儿的学习和生活。

孩子自卑与忧郁症的发病原因

(1)得不到父母的爱:在儿时,父母时常与孩子分离,以致建立不起情感依附关系。或父母间关系不好,经常争吵,孩子得不到应有的父爱或母爱,甚至被当成出气筒,常遭谩骂殴打等。

(2)突然丧失父母之爱:例如父亲或母亲突然身亡或离异等引起的自卑乃至忧郁。

(3)受到蔑视和抛弃:由于父母或其他亲人流露出"生出来是多余的"、"还不如死了的好"等对孩子羞辱的态度和行动,甚至将孩子遗弃,这种小孩不少是肢体残疾或低能孩子。

(4)地位的改变:如有了弟妹后,父母对患儿的态度发生改变,原先是父母的宠儿,现在降到次要地位。或者父母一方再婚后,小孩受到继父或继母的歧视等等。

(5)父母患有忧郁症:父母中有一个患忧郁症,对孩子冷漠,使小儿的一些基本要求得不到满足而引起忧郁。或父母的情绪低沉,经常闷闷不乐,影响到家庭的气氛。

孩子忧郁症的分类

(1)急性忧郁。这类患儿在发病前带有明显精神诱因,如父亲或母亲突然死亡,突然患重病而需离开父母去住院。这类孩子病前精神正常,仅在精神诱因出现之后,才突然呈现明显的忧郁症状。

(2)慢性忧郁。起病缓慢,而精神刺激是长期存在并重复发生的。慢性

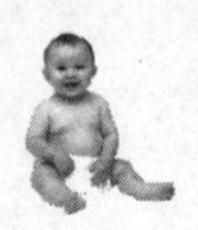

忧郁患儿病前多表现无能,被动,好纠缠,依赖性强,很孤独。

(3)以身体不舒服为主诉的忧郁。如表现为恶心、呕吐、头痛、腹痛、肠绞痛、胸闷气促、食欲不振等心身疾病,但这些不适,查不出相应的躯体病因,而在详细查询中,采用心理检查方法,才能发现其忧郁情绪。这种忧郁反应主要表现在躯体方面,故往往易被误诊。

学龄前孩子有自卑心理者占 2%左右, 有忧郁情绪者占 0.3%左右,而学龄期孩子发生率还要高些,这是一个不应忽视的孩子心理问题。若患儿平时情绪不稳定,经常有自我贬低观点,父母就要注意防止孩子自卑心理的发生。若孩子出现睡眠不好,社交活动减少,对学习态度改变,不愿上学,对学习缺乏主动性,精力减退,食欲不佳,或带有身体不舒服感,这时要警惕忧郁情绪的发生。

孩子忧郁症的治疗

首先,培养孩子活泼开朗的性格,对孩子的成长具有重要意义。活泼开朗的性格能使孩子保持愉快的情绪和健康的心理, 有利于孩子想象力与创造力的营造,使孩子更易受到同伴和社会的欢迎。父母或老师要多给孩子信任和鼓励,对于他们在成长中的缺点或错误,要耐心说服引导,切忌动辄训斥或打骂,不要经常揭孩子的短处,以免孩子出现自卑情绪。对有学习困难的孩子,要分析原因,帮助他们克服困难,使他们获得成功。要让孩子品尝到成功的欢乐,并从成功中体会到自己有能力,自己并不比别人差,从而消除畏难情绪。

其次,对有较明显忧郁情绪反应的孩子,要针对病因给予心理治疗。急性忧郁反应患儿均能找到诱发因素。而慢性忧郁反应患儿很少能发现急性促发因素,但在过去生活中常有与亲人分离等不幸世遇,或者父母对子女采取排斥或漠不关心的态度。据研究,认为家庭遗传因素在孩子忧郁症的发病中起了一定作用,约有 50%的忧郁症,特别是慢性忧郁症患儿的家族中，大多都有忧郁症的病史。这类患儿的治疗比较复杂，除了注意培养患儿乐观情绪和遵照医嘱给予适量的抗忧郁药物外，还要重视调整家庭环境，改善人际关系和注重教育方法。

孩子忧郁症的预防

孩子活泼开朗的性格是从婴幼儿时期开始逐步形成的。所以，父母应从以下几方面着手培养：

(1)民主治家。父母民主、平等的作风可以形成和睦的家庭气氛。这样，孩子言行不受拘束，有什么想法敢于和父母交流，性格一般比较活泼开朗。

(2)多让孩子与小朋友交往。孩子最喜欢的伙伴是年龄相仿的小朋友，他们有着共同的兴趣和爱好，知识水平也比较接近，彼此互相吸引。因此他们在一起活动时总是轻松、自然、愉快的。这种环境气氛对培养孩子良好的性格是有益的。为孩子创造条件，在适当的场合表演节目，接待客人，培养孩子落落大方，并且克服被动、孤独、不合群的个性。

(3)父母乐观开朗。父母是孩子最早也是最多的观察模仿的对象。父母自身的情绪、性格、处事、为人，无不对孩子发生着潜移默化的影响，所以说父母不仅是孩子最好的医生，也是孩子最好的老师。

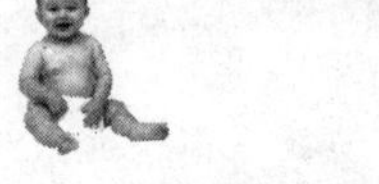

学校恐惧症

恐学又称学校恐惧症、恐惧上学症。如果处理不及时或不恰当，会引起孩子学习障碍和社会适应障碍。据报告，恐学症孩子约占学龄孩子的2.8%。

恐学的主要特征有：

害怕去学校，害怕参加测验与考试，害怕在学校里当众出丑。这种害怕程度远远超过一般孩子的紧张心情，已严重影响到孩子的学校生活与学习成绩。

另外，如果强迫恐学的孩子上学，孩子除有焦虑情绪外，还会出现心率加快、便急、尿频等躯体不适症状。若父母同意其不去上学，症状又能很快得到缓解。

恐学可以演变为逃学，但这两者是不同性质的行为：

(1)逃学者大都属于不遵守校纪、成绩很差的学生。而恐学的孩子多数是成绩优异的好学生，至少也是个循规蹈矩、不惹是生非的学生。

(2)逃学的孩子为了达到逃学的目的，往往采取欺骗的手段谎称上学去了。恐学的孩子则从不掩饰自己害怕上学的心情。

(3)逃学者经常是为了外出游玩或进行其他有目的的活动。恐学者则更愿一人呆在家里。

分析孩子产生恐学的原因，从内因来看主要是性格问题。这种孩子的性格特点是多疑、谨慎，而且还有点过敏。从外因来看仍是期望值过高。过高的期望值来自父母、老师，甚至孩子本人。内外因的结合，使孩子的心态失衡，最终造成恐学。

对于恐学的孩子，父母首先应设法增大他们的社会接触面，加强他们开朗性格的培养，对他们不宜严加要求，相反，应劝导他们处事不要过于苛求自己。为帮助孩子克服恐学心理，一定要设法让孩子有一个愉快心情，父母还可有针对性地采用肌肉放松训练，帮助这类孩子克服恐惧心理。如当孩子接近学校门口时，指导孩子反复深呼吸，待全身肌肉渐渐放松后，再进校门。实施过程中，还可采取逐渐过渡的办法，如可先在学校上一二节课，成功后，再逐步延长时间，每当有进步时，即给予表扬或奖励，逐渐过渡到全天上课。采用上述方法效果不明显时，还可去医院就诊，以消除或减轻患儿的生理症状。但是对于患有“恐学症”的孩子来讲，无论如何，最重要的还是调整心态和消除不利因素的影响。

对逃学的孩子，则应坚持正面诱导与严格要求相结合的教育，尽快设法让孩子回到学校。孩子愈早回到学校，其产生的副作用愈小。在这一教育过程中，父母要积极主动与学校取得联系，尽可能与老师一道帮助孩子切实改善学习状况和伙伴关系，彻底杜绝逃学现象。具体的做法可以参考以下几个步骤：

首先，要详细了解他们的困难和问题，父母和老师应培养孩子逐渐适应学校生活，教育孩子热爱学校，不怕困难。孩子稍微有进步，就应该赞扬他们，以激发孩子对学习生活的热爱。对逃学的孩子，千万不能用打骂、训斥的方法。否则，不但不能纠正，反而给孩子心理上造成更加不良的影响。

其次，一定要耐心倾听他们诉说痛苦和困难，与他们建立良好的关系，赢得他们的信任。要对孩子进行反复的保证和疏导，鼓励他们重新返校，为他们设计可行的返校措施。对于上中学的孩子，父母应该鼓励孩子树立正确的学习动机及良好的道德素质，具有远大的理想，同时又要有切实可行的近期学习目标。父母尽量不要在孩子面前对社会上的某些不良现象发牢骚，以免影响孩子对他人的信任。

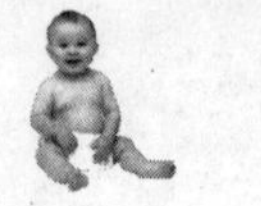

再次，要调整孩子周围的环境，尤其是学校环境。在详细了解孩子在校困难后，要与校方联系，让他们在回校后有较好的适应条件，能较快地建立自信心，或者依据具体情况考虑给孩子换班、转学。一些心理医生在给患儿做心理疏导时，本来已经把孩子的心结解开了，可是等半个月后，再和孩子交谈，发现孩子又故态复萌了，为什么呢？原因在于：在这半个月里，父母并没有加强与学校的协调，也没有为孩子恢复自信和心理康复提供良好的环境，孩子的心理又受到了刺激。

此外，对孩子恐学、逃学问题，父母还可以采取"系统家庭治疗"。所谓"系统家庭治疗"，指的是不仅仅针对有问题的孩子，而是以家庭为治疗单位。心理问题从孩子身上反映出来，根源并不在孩子身上，而很可能与父母有关。这就好像一个机器上的零件坏了，不一定是零件本身的错，而是因为其他的齿轮出了问题，造成了零件磨损，所以修理机器的办法就不仅仅要换个新零件，更重要的是解决齿轮的问题。

网瘾

据中国青少年网络协会提供的数据，目前，城市上网小学生比例为25.8%,初中生为30%,高中生为56%。据统计,患网瘾的青少年网民高达10%~15%,网络这把“双刃剑”正在无情地吞噬着青少年的身心健康。为上网而逃学、离家出走、抢劫甚至猝死网吧的事件也屡屡发生,很多优秀的学生就是因为沉迷网络而导致学习成绩一落千丈。面对孩子上网成瘾,有些父母非打及骂,结果却导致孩子自暴自弃,有些父母企图用眼泪感化孩子,却收效甚微。

孩子的天性之一就是具有强烈的好奇心、爱玩,在这个网络异常发达的时代,网络聊天、电脑游戏等成了很多孩子的最爱。其实,不用说孩子,对成年人来说,网络的诱惑力也是非常大的。

对于孩子上网这件事,父母一定要慎重对待,如果孩子是上网查资料或者学习一些有益的知识,那自然是好事情,但如果是为了玩游戏、和网友聊天甚或是另外一些不健康的目的,那父母就得慎重对待了,要注意千万别让孩子玩上了瘾,一旦形成网瘾会给孩子带来很大的危害,网瘾不仅会导致孩子的学习成绩大幅度下降,严重的还会让孩子迷失生活方向。

香港著名心理学家岳晓东博士曾在一次讲座上忧心忡忡地大声疾呼:“现在多少孩子打游戏就像抽鸦片,去网吧就像去当年的鸦片馆,网络成瘾破坏孩子的身体健康、心灵健康,造就的是社会负担。如果放任自流,不加干预，青少年网络成瘾即将带来的社会危害绝对不亚于第三次鸦片战争！”

这绝对不是岳博士危言耸听。通过前文所给出的数据就可以看出，那么，网瘾具体有哪些危害呢？

网瘾对孩子的身体健康有严重的影响

孩子过多地玩电脑，会引起颈椎病，会导致孩子的视力下降、目光呆滞、听力下降等。更严重者，会觉得头昏眼花、疲乏无力、食欲不振等。这一切都是孩子长时间玩电脑所引起的。

造成孩子情感淡漠

有网瘾的孩子对网友如胶似漆，相比之下对有血肉联系的亲人则显得更为冷漠。网络成瘾者情绪低落时也不向家人和朋友表露，把情绪隐藏起来，转而在网上倾吐和宣泄。另外网络成瘾者由于家人对其上网的限制而与家人时常发生冲突。

网瘾产生了极坏的社会影响

有的学生为了上网，去偷甚至去抢低年级学生的钱，偷父母和老师的东西拿去变卖。有的甚至因为父母不给钱，把父母打得遍体鳞伤，给社会带来极坏的影响。

网瘾对家庭也有一定的影响

孩子的精力都在网络上，学习成绩急剧下降，父母担心、忧虑，却无计可施。有的父母会因子女上网成瘾相互埋怨造成感情不和，甚至离异。

以上是网瘾对孩子的危害，在了解这些以后，我们再来看看父母应该采取怎样的措施才能有效地帮助有网瘾的孩子。

让孩子正视电脑的用途和危害

要告诉孩子电脑的真正用途，必要时可以专门请一位专业人士为孩子做指导。另一方面，父母要让孩子明白，长期处于网络里会使人迷失于虚拟世界，自我封闭，与现实世界产生隔阂，严重影响学习，使孩子正确认识网络对身体和心理健康的危害。

监督孩子的上网时间，为孩子制定上网计划

孩子的自控力一般较差，往往容易沉溺于网络而不能自拔，因此，父母就要严格地监督孩子的上网时间。父母可以给孩子制订严格的计划，让孩子逐渐成为网络的主人，而不仅仅是依赖于网络。在时间的控制上父母要正确地引导孩子，耐心地给孩子讲解把握上网时间的重要性。

培养孩子良好的上网习惯

俗话说："习惯成自然。"从一开始就要培养孩子良好的习惯，让孩子能够在无人监管的情况下自觉地下线，自觉地脱离电脑。当然，孩子的自控能力大都比较差，这就需要父母从制定规则开始，耐心地教导孩子，帮助孩子提高自制力。

让孩子学会带着任务上网

父母要让孩子明白，上网应当是一种学习方式，既是课堂上学习的补充，又是课外视野的扩展。每次上网前都应该有明确的学习目标，或是制作网页，或是查找资料，或是探讨问题……孩子有了明确的目标和任务，上网时就会专注于自己的目标和任务而不至于迷失自我了。

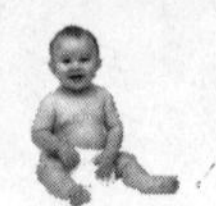

逆 反

随着孩子年龄的增长，自我意识和独立能力得到了进一步的增强，从孩子主观意愿上来说，一般都想自己管理自己，自己来处理自己的事情。父母一旦在有关他自己的事情上说长道短，指手画脚，孩子就会产生厌烦和抵触情绪，于是就显得越来越没有小时候听话了。

事实上对于孩子的逆反心理，父母不必太过于着急和苦恼。如果父母对待年龄较长的孩子还像对待小孩那样，自然会产生一些矛盾与冲突。因此，父母要改变一下教育方式，不要按照旧有的命令式的教育方式，而应采取商量的态度来处理问题，做到既不放任自流，又要细心诱导。这样，孩子才容易接受和采纳父母的意见和善意的批评，消除逆反心理。

为了避免因逆反心理而与孩子产生冲突，父母应该做到以下几点：

尊重孩子

对待有逆反心理的孩子，特别要注意让孩子有与父母同等的发言权，同等的表述自己的看法的机会，不能父母说了算，不许孩子说，不许孩子表述自己的看法。否则，孩子的逆反心理就会加重，可能会与父母对着干。

了解孩子

随着年龄的增长，孩子生活的范围不断地拓宽，他有他生活的伙伴，有他生活的范围。父母在充分了解孩子情况的基础上发现孩子有做得不当的地方要采取商量的态度、讨论的方式，交流看法，事事清楚又通情达理，这样孩子是会接受父母的意见的。避免情况不明说起话来与事实不符,加重孩子的逆反心理。

树立孩子的自信心

父母对于有逆反心理的孩子处理问题中的积极方面要给予充分的肯定,在这个基础上来与孩子讨论怎么进一步完善处理事情的方式,这样做孩子是容易接受的。如果见孩子有些地方做得不妥,上来就是劈头盖脸的一通批评,完全否定孩子的做法,不但容易激起孩子的对立情绪,产生逆反心理,还容易使孩子失去自信,导致自卑。

父母要把自己的观念和想法化为孩子自己的、内在的要求,化为孩子自己的观念与想法。当与孩子在某一问题上出现争执时,要学会倾听孩子的意见,并向他提出忠告,用恰当的方法解决矛盾,这样就可有效地防止逆反心理的出现。

脾气暴躁

在孩子的成长过程中往往会表现出现一些极端性格，比如，小孩子往往目中无人，以自我为中心，无理取闹，做什么都为自己着想，从不考虑别人的感受，不如意就发脾气、哭闹等。由于孩子性格的可塑性，常常会表现出没有主见、性情随环境而变，或是在一些非正式群体的活动中搞“哥儿们义气”等，这一切都是孩子不成熟的表现，父母有责任引导他们冷静地对待生活，潜移默化，帮助孩子纠正“爱发脾气”的不良行为。

孩子发起脾气来，喜欢大哭大闹，在地上撒野，令父母束手无策。父母为了节省时间，或一时心软，又或许正身处公共场所，为了保存颜面、仪表，便依了孩子的心意去做，这样往往助长孩子发脾气的习惯，而且孩子还学会了如何控制父母。

无疑，每一个人都有自己的情绪，孩子也有生气的权利，问题在于如何引导孩子去表达和发泄自己的情绪。每当孩子发脾气时，最好是先了解原因，加以合理处置，如发现孩子表达方式不对，应作出指正。

孩子发脾气的原因不外乎下列几种：

为了达到目的

孩子哭闹，往往为了获得心爱礼物，或对父母作出一些要求。

对于这种情况，父母首先要衡量孩子的要求是否合理。例如父母答应了孩子今天去海洋公园，却又临时取消，这种情况下，孩子的要求是合理的，为了保持父母的信用，应立即作出行动，如果实在不能即时行动，便应答允孩子下星期再去,现在以其他东西补偿。

如果面对孩子不合理的要求,例如出门前大家已商议好今天只逛街,不买玩具,但到了玩具店,孩子仍然固执要买,父母也只好直接作出答复:“我们已作好协议,无论如何,我们今天是不买玩具的。”然后带孩子离开现场,以免对别人造成滋扰。

在引导孩子的过程中,父母态度要慈爱,立场要坚定。玩具完全可以改天再买给孩子。

逃避责任

孩子犯了错,唯恐父母责罚,很可能会放声大哭,企图以哭声掩盖父母的注意力。父母措手不及时,不妨请孩子替自己的行为负责任。例如孩子不慎把汤弄洒了,就大哭起来,妈妈可以说:“汤洒了把它擦干就好了,不要哭,下次要小心啊!”然后协助他抹好台面。

吸引父母注意力

当孩子一个人独处时,很想父母陪伴自己,但爸爸上班了,妈妈在厨房工作,以致冷落了孩子,这时,他便会用哭闹来吸引别人注意。如果可能的话,最好陪孩子玩一会儿,然后告诉他父母要工作,待会儿再陪他玩。对于孩子经常性的撒娇,父母大可以让他自己安静下来。

受父母的脾气影响

如果父母本身性情暴躁,动不动吵架,孩子的脾气便也好不到哪里去。此外,父母的管教态度不一,令孩子难以适应,或常常找孩子出气,是使孩子生气原因之一。

当孩子年纪渐长,要告诉他们学会控制自己,改用别的方法向别人述说自己的感受,不要动不动大吵大闹。只有做到这样,才能有良好人际关

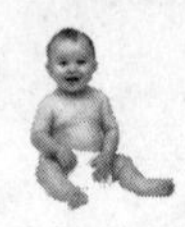

系。

改变孩子发脾气的习惯,首必须创设一个平静的环境与氛围。父母应有意识地加强自身的人格修养,心平气和地处理事情,特别是当着孩子的面更需心境平和,处事大度。孩子在安安静静的家庭环境中会逐步受到熏陶。

孩子的友伴群体,对孩子健全人格的形成是不可忽视的。父母应尽可能地向孩子推荐或者帮助孩子选择一些性情比较平和的友伴, 支持他们的交往,使孩子在这样的群体氛围中逐步潜移默化,改变发脾气的习惯。

建议脾气暴躁孩子的父母,结合日常生活进行一系列"磨性子"的活动。例如,让孩子参加学校或校外的书画兴趣小组,在书画练习中陶冶性情;让孩子和妈妈一起剥毛豆,理韭菜,参加诸如此类的家务劳动,在劳动过程中培养耐心、毅力;双休日时,与孩子一起进行登山、远足等活动,磨炼孩子的意志,增强孩子的自我控制能力。许多实践证明,这些活动实施一年之后,有发脾气习惯的孩子都有了不同程度的进步,发脾气行为的发生率也明显降低。

此外,对孩子的发脾气行为不要过多责难,更不要实行体罚。那样做,效果只会适得其反。父母要把目光更多地关注在孩子身上, 把赞扬的话语、赞许的笑容更多地投向孩子平和的行为上,让孩子在不自觉中将其注意力移向好的方面。千万不能让孩子时时提心吊胆,总是担心自己又做出激烈的为父母所讨厌的行为。殊不知,越是提心吊胆,越容易出格,越容易发脾气。

羞怯心理

羞怯心理是一种常见的心理弱点，在儿童群体中更为普遍。美国俄亥俄州某著名中学的一项统计结果表明，97%的学生认为，做公开演说是世界上两件最可怕的事情之一(另一件是核武器)。某杂志的“读者信箱”曾收到一封学生的来信。

信中写道：“我有一个大缺点，就是特别怕羞，一碰到上黑板做题或和陌生人说话时脸就红，我该怎么办？”

孩子羞怯心理的表现有多种形式，大多数羞怯的孩子都伴有以下现象：学习成绩差，不与人交往，不愿与同龄小孩玩耍，逃避课堂讨论，不主动发言，不愿在公开场合抛头露面，做什么事都要父母陪着，不能单独外出，怕见生人，在生人面前不知如何应付，说话低着头，声音小，爱脸红，说话办事都在别人后面，甚至连笑也不敢先于别人。除此之外，有时羞怯的小孩也会恃强凌弱，表现出惊人的举动，但在内心深处却是很羞怯的。总之，过分的羞怯会影响一个孩子的学习、生活和人际关系，给孩子的成长带来极大的阻碍。作为父母，我们一定要能帮助孩子克服这种不健康的交际心理。

那么，为了帮助孩子克服羞怯的心理弱点，父母具体该如何做呢？

首先，父母要搞清楚孩子羞怯的原因。

羞怯在本质上就是一种不自信，造成这种心理状况的原因有很多，最重要的有以下三点：

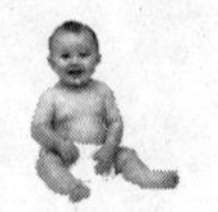

家庭原因

家庭是孩子健康成长的一个主要环境。如果这种环境不好,定会给孩子造成很多的心理障碍。据调查,有羞怯行为的孩子,其父母本身就存在羞怯的情绪。在别人面前说话办事畏畏缩缩。另外,对孩子经常打骂、责备,或夫妻离异,对孩子的打击是很大的,使孩子缺乏依靠、交流和亲情的抚爱。孩子从小就觉得比别人差,形成羞怯、自卑的症结。

学校环境

孩子的成长,学校也是一个重要的环节。学习成绩好的孩子,经常受到老师同学的表扬,在学校表现出自信;学习成绩差的孩子,往往受到老师同学的批评、责备,久而久之就形成一种害怕、羞怯的情绪,觉得自己比别人差,不敢与别人交往,用一种退缩的方式来保护自己受伤的心灵。

重大的生活事件

小孩若体弱多病或有一次重大的心理刺激,如受人欺负,被耻笑,造成自尊心受损,都可能使其变得羞怯。

那么,父母应该如何帮助孩子克服羞怯心理呢?

给孩子一个温馨的家

平等、理解、温馨的家庭环境能给孩子勇气和自信。克服孩子的羞怯,更要有这样的环境。在孩子面前不要滥用父母权威,尤其是对易羞怯的孩子。家里的事尤其是与孩子有关的事,要多征求和尊重孩子的意见。例如,带孩子去公园,要征求孩子去哪个公园,准备带些什么,使他觉得自己是这次小小旅游的组织者和主人。这样他就会以一种主人的姿态出现,树立自信心。在家庭中,父母对孩子也要多用些民主型的语言,如:“你认为怎样?”“行吗?”如果孩子为你做了些什么,你要表示“谢谢!”,让孩子觉得在家庭中他是平等的个体，这有利于克服孩子的自卑情绪。

父母要做一个好榜样

如果你是一个开朗的人，愿意与人交往，那毫无疑问地，你能为孩子树立一个良好的榜样。如果遇见陌生的人或事对你来说都会有点难度，敞开心胸去面对别人不失为锻炼自己的好方法。即便这样，你也用不着和孩子来讨论。孩子们一般都会成长得比成人们更勇敢、更外向，超过我们，让我们感到骄傲。

别用你自己的成见给他们以压力，诸如"你就是羞怯，因为我就这个样子"的说法，对孩子增进社交能力极为不利！

你和孩子一起在社交场合时，给孩子树立一个榜样来做自我介绍(脸上要有微笑)。让你的孩子看看，你不害怕去见幼儿园的新人或者新邻居。你甚至可以谈一谈向新人作自我介绍是一件多么令人愉快的事，因为这能让他们感觉更舒服自在。

鼓励孩子交朋友

交朋结友是孩子社会化的一种表现。羞怯的孩子，担心被人瞧不起自己而不去交友。这时父母就应鼓励他，首先让亲朋好友家的较熟悉的孩子与之一起玩，克服他交往的恐惧心理，然后再鼓励他在同学中去交朋友。当孩子带朋友到家中时，父母要表现出热情，别不当回事，以增加他的勇气。

多给孩子以鼓励

每个孩子都希望能得到别人的肯定和表扬，胆怯的孩子更重要。他们本身就自责，缺乏勇气，在做某件事之前，预见的是自己不行。如果这时给他一些鼓励，增加他的勇气，他会把事情办得很好。

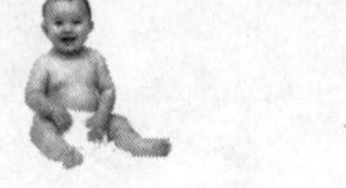

不要以成人标准苛求孩子

对于害羞、怕生的孩子，增加他面对人群的信心是很重要的。例如当他主动跟别人打招呼，或只是害羞地对新朋友微笑时，父母要适时给予鼓励。孩子只要一受到称赞，他就愿意付出更多的努力去尝试。同时，在孩子没有达到预期的表现时也不要责怪孩子，否则孩子会更退缩。

当人越来越了解自己周围的人际关系后，他就能作出越来越合适的反应，这就是人为什么能进步的原因。孩子之所以怕生，是因为他对身边的人际关系还没有什么了解，所以会排斥、会害怕都是很正常的。父母如果能站在孩子的立场多为孩子着想，就不会再以成人的标准来苛责孩子，也才能在心平气和的情况下对孩子作出适当的引导。

总而言之，我们做父母的要重视对孩子羞怯行为的矫正，为孩子顺利成长并融入社会，在他们的人生起点打好基础。

第6章

吃出健康——做孩子最好的营养师

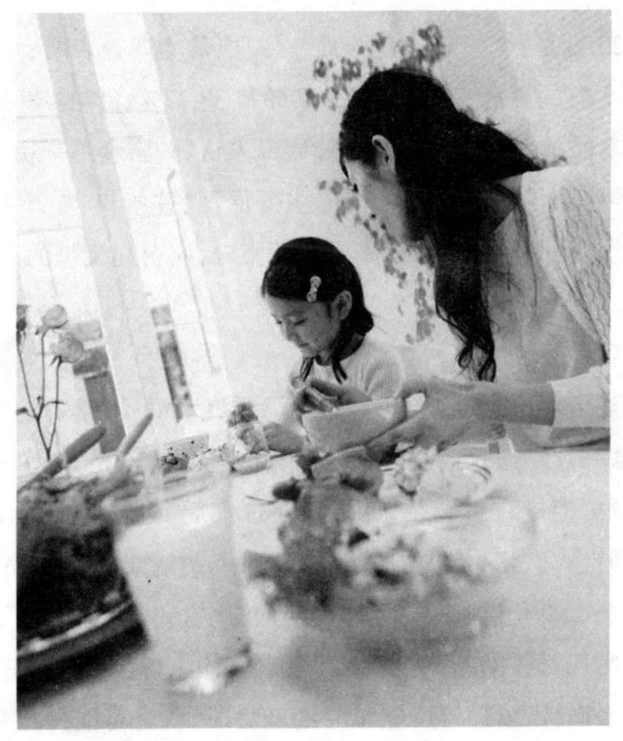

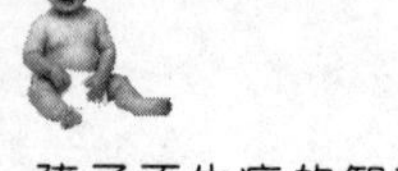

影响孩子健康的饮食坏习惯

孩子之所以可爱,是因为他是父母最疼爱的孩子,所以无论他做什么都那么可爱,也正是因为他的可爱,父母们会不自觉地全方位地满足孩子的要求,在这个过程中很多孩子就有了一些不好的习惯,特别是在吃这方面。

5 月 20 日是"全国孩子营养日"。一项营养调查表明,我国 7~18 岁男女生营养不良的患病率分别为 26.87%和 38.27%,11~14 岁的青少年平均身高比日本同龄人矮 2~3 厘米。健康专家认为,膳食不平衡及不良的饮食习惯,是导致孩子营养状况不佳的主要原因,并指出,中小孩子存在着如下的不良饮食习惯,给健康带来了负面影响,应引起父母的高度重视。

饱餐后马上饮汽水

有的孩子刚一吃过饭,马上向妈妈要汽水喝,不给喝就哭闹。有时大人嫌烦,也就只好迁就他,但儿童的胃肠功能弱,若是大量喝,轻者引起胃胀痛,重者可能导致胃破裂。因为,在进食后,胃黏膜会分泌出较多的胃酸,如果马上喝汽水,汽水中所含的碳酸氢钠就会与胃酸发生中和反应,产生大量的二氧化碳气体,这时,胃已被食物完全装满,上下两个通道口即喷门和幽门都被堵塞,因此二氧化碳气体不容易出去,积聚在胃内,所以胃感到胀痛,当超过胃所能承受的能力时,就有可能发生胃破裂。一般来说,这类饮料宜在空腹或半空腹的情况下饮用。

少吃多餐才是好

有的父母总是想尽办法让孩子多吃，生怕自己的孩子长得慢，而俗话说“饱食众疾”，因为是过多地进食，不仅会使女孩初潮来得早，未来患乳腺癌的危险大，还会为日后患高血压埋下隐患。同时，使大量的血液存积在胃肠道以助消化，造成大脑缺血、缺氧而妨碍脑发育，由此降低智商。更为糟糕的是过于饱食还可诱发大脑中纤维芽细胞生长因子分泌增多，使血管壁增厚而血管腔变小，供血因此减少而加剧大脑缺氧。据国外有关专家发现，大约30%~40%的老年性痴呆病人，与少年时进食量过多有关。大脑细胞经常缺血缺氧会导致脑组织逐渐退化、坏死，从而发生早衰。

喜欢吃油炸食品

油饼、油煎鸡蛋、油炸鸡腿和肉串等食品口感好，对孩子有很大的诱惑力，十分受孩子的欢迎。但是，对于正处于生长发育的儿童来说，偶尔吃一些尚无妨碍，可若是经常吃就会对身体有很大害处。因为这一类食品在制作时，加入了含铝的膨松剂，而铝可沉积在脑组织，对脑细胞有损害作用；另外，高温油炸时不仅可产生大量有致癌作用的毒性物质，还使食物中含较多的过氧脂质，它们都可使脑细胞早衰。

餐前、餐中或餐后饮水

有些孩子平时不愿多喝水，而一到吃饭前、吃饭时、吃饭后就开始要喝水，而且不让他喝，他就觉得吃不进，这是一种非常有害的坏毛病，因为对食物的消化和吸收十分不利。人的胃肠等消化器官，到吃饭的时间会反射地分泌各种消化液，如口腔分泌唾液，胃分泌胃蛋白酶和胃液。这些消化液会与食物的碎末混合在一起，使得营养成分很容易被消化和吸收。但如果喝了水，就会冲淡和稀释消化液，并使胃蛋白酶的活性减弱，从而影响食物的消化和吸收。

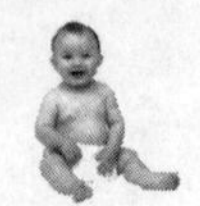

如果孩子在饭前感到口渴，可先让他喝一点开水或热汤，但一定不要很快就吃饭，过一会儿再吃。

常常空腹吃甜食

有的孩子经常在空腹时，向妈妈要求吃巧克力或其他甜食品，妈妈认为甜食品能比其他食物更快地补充热量，所以常常满足孩子的这种要求，虽然，在孩子疲劳饥饿的时候，给他们吃一点甜食是有益的，但是，这仅限于偶尔情况下，而且进餐前2小时才行，如果经常空腹并很快就要吃饭时吃，便会带来不少害处：降低正餐食欲甚至不愿吃正餐。甜食主要给人体提供热量和糖，但缺乏维生素、纤维素、必需氨基酸等。而且，甜食中维生素含量极少，会使肠内的正常菌群很容易被破坏。而这些菌群新陈代谢后能产生B族维生素和叶酸等，因此，导致维生素缺乏症和营养不均衡。

电视佐餐，食不知味

不少迷恋电视的孩子吃饭时也端着饭碗跑到电视机前面坐着，眼睛一动不动地盯着屏幕，嘴巴做着机械的咀嚼，筷子往嘴里塞着食物。长此以往，很容易引起肠胃消化道疾病。吃饭看电视还使自己失去与父母沟通的机会，容易造成性格孤僻，成为一个既不健康也不快乐的人。

润喉片当糖，口腔遭殃

润喉片可用来治疗咽喉炎、声音嘶哑、口腔溃疡、口臭等疾病，但有的孩子没病时也用它当糖解馋。俗话说“是药三分毒”，因此，润喉片也不能随便服用。如果咽喉无明显炎症时滥用润喉片，会抑制口腔及咽喉内正常菌群的生长，导致疾病的发生。

偏食肉菜果,健康受伤害

谁都知道偏食的坏处,但还是有不少孩子偏食偏得厉害。偏食肉类而不吃蔬菜的孩子个头没有同龄人高,体检时各项指标与同龄人有差距,健康状况也不好,他们易便秘,气色不好,易患呼吸道疾病。只吃菜不吃肉的孩子各项发育指标同样不理想,表现为营养不良,易感冒,身体抵抗能力差。以吃水果代替主食也是不行的,水果不能代替主食,水果吃太多了也会伤身体,如得肠胃病等。

零食当正餐,上课昏沉沉

如今的零食名目繁多,包装考究,惹得很多孩子心头痒痒,加之"减肥"思想作怪,校园出现"零食当正餐"这一现象也就不足为怪了。吃零食过量会影响食欲,妨碍正餐的摄入量,致使各类营养摄入量不足,从而导致精力不济,上课时精神不集中,甚至昏昏欲睡。

电脑很好玩,肠胃吃不消

电脑逐渐成为学习工具,本身是一件很好的事情。但有的孩子过于迷恋电脑,不仅影响学习,而且影响身体。长时间接触电脑,随之而来的就是身体状况越来越差,如用餐时及餐后长时间坐在电脑前会使肠胃功能消退。

食品色素超标,慢慢损害健康

色素是一种化学品,对食用色素的使用,国家有严格的卫生标准。一些小食品加工厂为扩大销售,降低成本,大量使用色素,甚至使用非食用色素,利用鲜艳色彩来吸引同学们,特别是一些女同学很容易就被吸引了。长期食用色素超标的食品对身体极为有害。

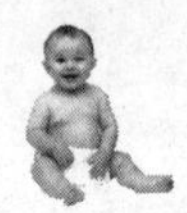

光顾街边小摊,不知不觉染病

街边小食摊,特别是校门口的临时食摊,缺乏必要的卫生条件,食品易受灰尘、废气等带菌空气污染,加上有的油炸食品原料来源不明,正处于发育阶段的中小孩子长期食用不洁净的食品,后果将不堪设想。

烧烤好吃,代价太大

吃烧烤类食物太多是有害健康的。如果经常在饭前摄入大量热量高但没有营养价值的烧烤类零食,天长日久会引起胃肠功能失调,而且体内长期摄入烧烤过的蛋白类食物,易诱发癌症。

爱吃洋快餐,后患无穷

爱吃洋快餐会造成孩子营养严重失衡,使孩子易变成胖子,而且会影响他们大脑的发育,还会使机体的免疫系统能力降低。

医学营养学家近来研究发现,常常让孩子吃洋快餐(包括三明治、干脆面、方便面、各种油炸食品、冰激凌、奶油和各种高糖饮料),时间长了,会影响孩子的大脑和思维发育,而且会引起精力涣散,不容易集中,甚至还会出现焦虑烦躁等情绪。因为情绪不稳定,也常常造成一些孩子好斗。

洋快餐看起来虽然暂时省了大人的事,但是从长远来看,可谓后患无穷。洋快餐里的油炸食品、高糖饮料都是高热量食品,孩子吃了不但会营养严重失衡,使孩子易变成胖子,而且会影响他们的脑发育,还会影响他们今后对于食物的口味爱好,造成偏食厌食等,而且会使机体的免疫系统能力降低。

儿童膳食的最佳搭配

营养均衡的基本要求

(1)品种多样:儿童的膳食品种应当多样化。

(2)比例适当:机体对各种营养素的需求量应当有一定的比例。

(3)饮食定量:各种膳食营养素的摄入量应选定在合理范围内。

(4)调配得当:膳食搭配合理。

儿童膳食的最佳搭配

(1)动物性食物与植物性食物搭配。

(2)荤菜与素菜搭配(每餐有荤也有素)。

(3)粗粮与细粮搭配(每天有细粮也有粗粮)。

(4)干、稀搭配(早、午、晚有干粮,也有汤和粥)。

(5)咸、甜搭配(儿童以少食甜食为佳)。

除做好以上搭配外,每星期应吃 1~2 次猪肝、鱼类或禽类,每星期吃 2~3 次海带、紫菜、黑木耳等菌藻类食物,另外含钙、铁丰富的芝麻酱应该经常食用。

如何选择幼儿食物

1~3 岁幼儿:主张食物多样化

可继续坚持母乳喂养到 2 岁,以后逐渐停止母乳喂养,但每日应给予幼儿配方奶粉。与此同时,应根据幼儿牙齿发育情况,适当增加细、软、碎、

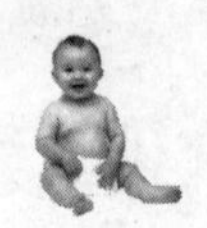

烂的食物,并不断增加种类和数量,逐渐向食物多样化过渡。

1~3 岁的幼儿,消化功能仍不成熟,咀嚼功能尚不熟练,生长发育快,应选择营养丰富、易消化的食物。首先,每日应喂不少于相当 350ml 液态奶的幼儿配方奶粉,不宜直接喂普通液态奶、成人奶粉或大豆蛋白粉等。其次,食物要多样化,粗细粮搭配,荤素菜都有。适当多选择蛋类、鱼禽肉类和豆制品等富含优质蛋白的食物,交替食用。粮食除了大米、白面外,要常与小米、玉米、黑米等杂粮搭配。

1~2 岁孩子吃什么

对于 1~2 岁幼儿,建议每日膳食安排:蛋类、鱼虾类、家畜家禽瘦肉类共约 2 两,大米、小米和面粉等粮食 2 两左右,蔬菜和水果各约 3 两,用适量植物油烹制上述食物。

2~3 岁孩子吃什么

对于 2~3 岁幼儿,建议每日膳食安排:蛋类、鱼虾类、家畜家禽瘦肉类共约 2 两,大米、小米和面粉等粮食 2~3 两,蔬菜和水果各 3~4 两,用半两植物油烹制上述食物。

幼儿食物的选择要点

幼儿膳食应单独加工、烹调,并选用适合的烹调方法。食物应切碎煮烂,易于幼儿咀嚼、吞咽和消化,特别注意要完全去除皮、骨、刺、核等;大豆、花生等硬果类食物,应先磨碎,制成泥糊状。烹调方式宜采用清蒸、水煮、煲炖,少吃油腻的油炸食物,尽量不吃香肠、火腿、红肠等腌制食品和熟食。口味要清淡,不要太咸,不宜添加酸、辣、麻等刺激性的调味品,也避免放味精、鸡精和糖精。此外,食物要品种多样,外形有童趣,以提高孩子的进食兴趣。

进餐次数和用餐时间

1~3 岁孩子一般每天应进餐五次，即早、中、晚三次正餐，上、下午两正餐之间加点心各一次。每次用餐时间在 20~30 分钟左右。

根据孩子体质合理挑选食物

食物既可养人也可伤人。这是中国传统医学和传统饮食文化的一个基本观点。所以我们谈了食物的多样化、均衡化和适量化原则之后，为巧妙地利用食物的这种两面性，个体化原则就成为我们接下来要谈的话题。

体质：不同的寒热，不同的选择

人的体质有不同的属性，有的偏热，有的偏寒；食物也有不同的天然属性：温热性、寒凉性和平性。不同体质的孩子应选择与其体质相宜的食物。如内热重的孩子多选平性或寒凉性的食物，脾胃虚寒的孩子多选温热或平性的食物。平性食品适应面宽，无论什么体质都可食用。一日三餐食物的配合，不一定要一律偏热或一律偏凉，要注意合理搭配，保持食物属性的平衡。如所吃菜肴偏热性，就可食用偏凉或平性的水果。

除了食物的本性以外，不同的烹调方法和烹调用料都可以不同程度地改变食物的性质。如采用炖、烤、烩、炸、烧、煨等方法，可使凉性食物变得温热；选用葱、姜、大蒜、肉桂、花椒、料酒等调料，也可改变凉性食物的性质。家长应根据孩子的实际体质情况，灵活、动态地调配不同属性的食物，选择合理的烹调方法。如红焖茄子加大蒜，使菜肴性质不会太凉；红料火锅，则可选择凉性的芹菜、菠菜、茨菰、河鱼片等，以保持平衡，克服饮食对健康产生的负面影响。

那么，如何测知孩子的体质呢？

体质偏热的孩子除了喜欢饮水、大便偏干外，还有舌质红、小便偏黄、怕热多动、有时口内有不消化的气味等症。

体质偏寒的孩子除了不喜饮水、大便不成形外，还有舌苔白厚、小便清长、怕寒少动等症。

时令：总体呼应季节，具体适当变换

一般而言，夏天应选择平性和凉性食品为主，冬天则相反。

判断时令蔬菜的属性很简单，即夏天长出来的蔬菜一般偏凉些，冬天则偏热些，水果也是如此；一些在暖棚里生长的蔬菜，其季节性已不明显，但其食物属性基本上还是保留的。

不过，这个时令原则是总体上来讲的，虽然是冬天，但连续一周食谱均是热性，对身体也会不利。比较好的做法应该是适当地调整早、中、晚餐或一周内食谱的安排，使食物属性趋于平衡，同时也易于落实食物多样化的原则。

活动量：多动少吃会不足，少动多吃必过剩

食物提供能量，活动消耗能量。如果进食量过大而活动量不足，多余的能量就会在体内以脂肪的形式积存，即增加体重；在进食量相似的情况下，所摄食物的结构不同，如摄入含脂肪量较高的食物，则所得能量较高。学龄前儿童白天的活动量较大，因此要强调吃好早餐和午餐；晚餐离睡眠时间较短，就不应吃得太多太饱。一些家长担心孩子白天吃不好，营养摄入不足会影响健康，就让孩子晚餐吃得太好太多，长此下去孩子就容易变成肥胖儿。

营养：肥胖、消瘦不同，结构、分量各异

就一般健康儿童而言，营养专家推荐的三大物质供能的比例为：蛋白质占总热能的12%~15%，脂肪占25%~30%，碳水化合物占55%~65%。但

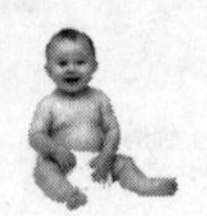

目前幼儿中两极分化现象十分明显，肥胖和消瘦的发生率较高。因此，体重异常的孩子应根据目前体重偏离正常体重的程度来决定食量大小及食物的结构。偏胖的儿童食量要减少，要少吃油腻和糖等高能量的食品，多活动；偏瘦的儿童要适当增加进食量和油脂的摄入量，以维持正常的生长发育和适宜的体重。

食物“温凉谱”

粮食组

温热性—面粉、高粱、糯米及其制品。

寒凉性—荞麦、小米、大麦、青稞、绿豆及其制品。

平性—大米、籼米、玉米、红薯、赤豆及其制品

蔬菜组

温热性—扁豆、青菜、黄芽菜、芥菜、香菜、辣椒、韭菜、南瓜、蒜苗、蒜苔、大蒜、大葱、生姜、熟藕、熟白萝卜。

寒凉性—芹菜、冬瓜、生藕、生白萝卜、苋菜、黄瓜、苦瓜、茄子、丝瓜、茭白、茨菰、紫菜、金针菜(干品)、海带、竹笋、冬笋、菊花菜、蓬蒿菜、马兰头、土豆、绿豆芽、菠菜、油菜、蕹菜、莴笋。

平性—卷心菜、番茄、豇豆、四季豆、芋艿、鸡毛菜、花菜、花椰菜、黑木耳、刀豆、银耳、山药、松子仁、芝麻、胡萝卜、洋葱头、蘑菇、香菇、蚕豆、花生、毛豆、黄豆、黄豆芽、白扁豆、豌豆。

动物性食品组

温热性—羊肉、狗肉、黄鳝、河虾、海虾、雀肉、鹅蛋、猪肝。

寒凉性—鸭肉、兔肉、河蟹、螺蛳肉、田螺肉、马肉、牡蛎肉、鸭蛋、蛤蚌。

平性—猪肉、鹅肉、鲤鱼、青鱼、鲫鱼、鲢鱼、鳗鱼、鲥鱼、黄花鱼、带鱼、鲍鱼、甲鱼、泥鳅、海蜇、乌贼鱼、鸡血、鸡蛋、鸽蛋、鹌鹑肉、鹌鹑蛋、海参、燕窝。

奶及奶制品、大豆及大豆制品组

温热性—奶酪。

寒凉性—牛奶。

平性—豆奶、豆制品。

水果组

温热性—荔枝、龙眼、桃子、大枣、杨梅、核桃、杏子、橘子、樱桃。

寒凉性—香蕉、西瓜、梨、柑子、橙子、柿子、鲜百合、甘蔗、柚子、山楂、芒果、猕猴桃、金橘、罗汉果、桑葚、杨桃、香瓜、生菱角、生荸荠。

平性—苹果、葡萄、柠檬、乌梅、枇杷、橄榄、李子、酸梅、海棠、菠萝、石榴、无花果、熟菱角、熟荸荠、无花果。

其他食品

干果类：

温热性—栗子、核桃、葵花子、荔枝干、桂圆。

平性—花生、莲子、芡实、榛子、松子、百合、银杏、大枣、南瓜子、西瓜子、芝麻、橄榄。

调味品：

温热性—酒、醋、酒酿、红糖、饴糖、芥末、茴香、花椒、胡椒、桂花、红茶、咖啡。

寒凉性—酱、玫瑰花、豆豉、食盐、绿茶。

平性—白糖、蜂蜜、可可。

护养孩子重在饮食调养

饮食,是孩子成长过程中非常重要的环节,是其生命活动的基础。要使孩子吃得好,长得健壮,就要先了解孩子的生理特点。中医认为孩子属“稚阴稚阳”之体,即孩子体内精血津液还不充实,内脏功能尚不健全或全而未壮。

鉴于以上的生理特点,孩子的护养重在调理脾胃。调理脾胃的根本不在于吃什么灵丹妙药,而完全在于日常的饮食。

那么,日常饮食该如何调养呢?父母可以参考下面这八个脾胃无伤的法则:

食贵有节

古人认为,“若要小儿安,须受三分饥与寒”。在孩子的饮食方面,既要供应充足的营养,满足机体生长发育的需要,又要适度适量。如摄食过量,则不仅可能导致营养过剩,还有可能伤及脾胃,导致消化、吸收的障碍。

食宜清淡,不可偏食

宜食清淡且易于消化的食物。如果胃肠中积累大量不能及时消化的食物,则易产生积滞不化的病理停滞,进而会变化成痰,积久而化热,痰热在体内存在便成为致病的因素。

另外,对孩子偏食应该给予足够的重视,因为偏食必然使营养供给不全面:某些营养过剩,而某些营养又缺乏。这样会使得营养失衡,导致疾病而影响孩子的生长发育。

食宜暖

孩子的脾胃功能还在发展之中，胃喜暖而恶湿寒，要保护好脾胃，就要在食物上注意保暖，少吃甜冷冰冻的食品和凉的饭菜。

食宜细缓，不可粗速

就餐速度和消化、吸收有密切的关系，因此，要让孩子在吃饭时养成细嚼慢咽的好习惯，以使食物在口中停留的时间长一些，食物能被切磨得碎烂一些，唾液发挥的作用也更充分些。孩子吃饭时若狼吞虎咽，易造成胃肠功能紊乱、消化不良，甚至发展成慢性营养障碍性疾病。

食前忌动，食后忌静

一般来说，人在运动时，血液大多集中在肢体、肌肉和除胃以外的其他脏器中，所以在饭前最好不要做剧烈活动，以免胃肠部位因血液缺乏而影响消化。但在吃完饭后，如果呆坐不动，胃肠也会被迫减缓活动量而造成食物停滞在胃肠形成积滞。饭后适当走一走，可以帮助胃肠消化吸收，所以有“饭后百步走，活到九十九”之说。

胃好恬愉

情绪会影响饮食消化。当生气、着急、悲哀、害怕或受惊时，有人会发生恶心、想吐、不想吃饭的现象，这就是情绪影响着消化功能的表现。而进食前情绪特别好时就会吃得很香也很多，吃完后也会很容易消化。所以在饭前、饭后，父母不要批评甚至打骂孩子，否则会使孩子的脾胃受到损伤。

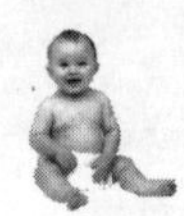

食贵有时

主要是说要坚持好一日三餐，要定时定量。如此一来，孩子在一定的时间会产生饥饿感，胃肠内会产生大量的消化液，而使吃进的食物能顺利地消化和被吸收。

慎用医药

是药三分毒，用药不当会伤及孩子的元气。孩子生病要在医生的指导下用药，能用天然药物就不用化学药物；能用某种物理治疗方法就可以达到治疗目的的，就不用药物治疗；更不要一味求疗效，给孩子吃各种各样的药。

另外，孩子进补宜慎重。现今生活富足，孩子体质偏虚的少，偏实的多。父母如果不辨明孩子当前的体质情况，一味让其进补，结果常常是不但无益反而有害，所以尤需慎重。

孩子饮食调养的责任在于父母，父母应该精心观察孩子的食欲、精神状态、睡眠和大小便等状况，发现异常及时调整。孩子在青春期发育期以前，他们的行为、能力都还处在发展阶段，还没有成熟，在饮食问题上不能任意妄为，而应在父母的指导下吃和喝。因此，父母掌握好孩子的饮食尤为重要。

孩子的挑食与偏食

挑食、偏食是当前独生子女中常见的现象。孩子正处于生长发育的旺盛时期，而人体所需要的各种营养素又来源于各类食物，因此，如果孩子长期挑食、偏食就会造成营养的不平衡，而一旦营养素缺乏或营养过剩都会出现相应的疾病。所以，父母对于孩子的挑食与偏食应引起足够的重视。那么，孩子挑食、偏食的原因是什么呢？

出现挑食、偏食一般与以下因素有关：

受父母饮食习惯的影响

1~3岁是饮食习惯形成的关键时期，而孩子的饮食行为主要是模仿父母，如果父母有挑食、偏食的习惯，孩子自然就容易形成同样不良的习惯。有时候，父母不经意之中说自己不喜欢吃肥肉或菠菜，孩子也就会对这些食物不感兴趣。

孩子的口味比较挑剔

如果父母不注意烹调的方法，不注意颜色的搭配和形状的多样化，或饮食比较单调，就很容易使孩子形成挑食、偏食的习惯。如有的父母天天给孩子吃“蒸蛋”，很少换花色品种，孩子自然不爱吃。

曾经有过不愉快的经历

如果以前吃某种食物后肚子痛或生病，或者在不愉快的情境下被迫吃了某种食物,这都会令孩子对这种食物产生抗拒的心理。

借此控制父母

有些孩子知道父母很在乎自己是否进食,很关注自己吃了多少,因此常利用挑食或偏食来要挟、控制父母,以达到某种目的。例如:你要买什么给我,我才肯吃。

孩子挑食或偏食并不是一朝一夕养成的。父母一定要分析原因,有针对性地进行预防与纠正。

一般来说,要从以下几点做起:

培养孩子良好的饮食习惯

从给孩子添加辅食时就要注意:增加辅食要科学、合理、全面,使孩子对每种食物都要吃,并且要定时、定量,养成良好的习惯,为断奶打好基础。如果孩子每天吃饭都能定时、定量,时间一长,就会养成正常的饮食习惯。这样,一到吃饭的时间,孩子体内就会自动分泌消化液,产生饥饿感,吃饭时就会感到香甜了。

讲究烹调方法,注意合理搭配

给孩子做饭,要讲究烹调技术,尽量做到色、香、味、形俱全,以引起孩子的食欲,如除了蒸蛋外,还可以炒蛋、煎荷包蛋、做蛋糕等。不吃肥肉和蔬菜的孩子,父母可以把肉和菜剁碎后包在饺子里给孩子吃。这样可逐渐改变孩子挑食和偏食的习惯。

注意养成孩子不吃零食的好习惯

如果孩子零食不离口,消化液不停地分泌,胃肠不停地蠕动而得不到休息,长此以往就会使消化功能紊乱,吃饭时,消化液就会供不应求,吃的食物在胃里，不能很好地被消化、吸收，孩子当然就没有食欲了。由于孩子没有食欲，必定不好好吃饭，东挑西拣，爱吃的吃得多，不爱吃的一口也不吃，渐渐地就会形成挑食、偏食的毛病。所以，千万不要使孩子养成吃零食的习惯。

父母必须以身作则

父母应该做到不挑食、不偏食，为孩子树立良好的榜样。如果父母这也不吃、那也不吃，孩子受其潜移默化的影响，也会出现同样的情况。

父母要克服自己的急躁情绪

当孩子出现挑食、偏食现象时，父母不要急躁，也不要强迫孩子进食，更不要在孩子面前表现出焦虑的情绪，或当着孩子的面将孩子的这些坏习惯和自己的焦虑告诉别人，这样容易对孩子产生不良的暗示和强化作用。

创造良好的就餐气氛，餐桌上切忌训斥和打骂孩子

当孩子挑食、偏食时，父母不要着急，因为孩子不良习惯的纠正需要长期、持久的努力，用强迫、惩罚、哄骗等等消极的办法，不但不能解决问题，有时还会产生负面影响，所以父母必须要有耐心。

另外，需要注意的是，有些孩子的挑食、偏食往往是由感冒发烧、缺铁性贫血或体内缺少铁、锌等元素造成的。因此，父母应先带孩子去医院检查、诊治，排除由疾病引起的挑食、偏食。

如何喂养体弱多病的孩子

面对体弱多病、身体瘦弱的孩子，父母在喂养上常常会有一种无所适从的感觉。给孩子吃得太少，他的营养不均衡，给孩子吃太多，又担心伤及脾胃，引起消化不良，影响孩子的生长发育。如果家有一个体弱多病的孩子，究竟该怎样把握喂养的尺度呢？

对于体弱多病的小儿病后如何进食补品，这是家长关心的问题，体弱多病的小儿病后可以进食补品。一般以味甘性平的食物为主。但要因时因地制宜，根据具体情况，不可见虚就补。食用补品时要注意体内有无食、水、痰、湿，如小儿舌苔厚腻、食后腹胀、口苦、食不消化，或时有低热、手心热、咽痛、咳嗽未痊愈时不宜进补，以免“误补助火”、“误补益痰”，损害身体。小儿为纯阳稚体，不宜大补，只要注意调摄饮食，护理得宜，自可逐渐痊愈。如果需要进补，一要在医生指导下进行，二要在秋凉入冬之后实施，不宜在天热时进补。

找到体弱多病的原因

首先，妈妈应带孩子去医院就诊。请医生找出孩子体弱多病的主要病因，并针对病因给予治疗，这是最根本的。

在喂养上不能急于求成

对于体弱多病的孩子，进食应该采取少食多餐的原则，给他选择既富有营养又容易消化的食物，如米面类、乳类(包括酸奶)、蛋类、鱼肉类、豆类、水果蔬菜类等。各类食物的搭配要合理,品种要多样化。同时,还应注意食物的色、香、味,制作得要精细些,最好呈汁、泥状,以便于孩子消化吸收。

不要强迫孩子进食

通常,孩子病后体虚,胃纳减少是正常的事。因此,不能要求孩子像没病时那样进食,强迫进食不但不利于孩子胃肠功能的恢复,反而还会导致孩子厌食。即使正常健康的孩子,也不可能餐餐进食量都是恒定的。他们非常可能会在某一餐吃得多一些,某一餐又吃得少一些。妈妈切不要为孩子吃得多就高兴,吃得少就担心。如果孩子某一餐确实不想吃,索性饿一餐也无妨。待孩子真正饿了,他们便会“饥不择食”,主动进食了。

从小注意培养孩子规律的进食习惯

培养孩子规律的进食习惯,最重要的是要按时就餐。一到吃饭时间,就要让孩子跟大家一样坐到饭桌上,大家一起开开心心就餐,尤其不要让孩子养成边吃边玩的习惯。进餐时,父母要尽量多用正面语言鼓励孩子,营造一个良好的就餐氛围,让他在愉快的情绪诱导下就餐。

积极配合医生治疗

如果医生检查后,确定孩子体弱多病是由于某种营养素缺乏所致,就要及早配合医生治疗,并在医生的指导下合理补充所缺营养。需要注意的是,不管孩子缺什么营养素,一定要避免过量补充引起中毒。如果孩子是因病后体虚或疳积所致,那么在配合健脾药物治疗的同时,也可考虑中医治疗,如捏脊、针灸四缝穴等。

那么,体弱多病的孩子需要进食补品吗?

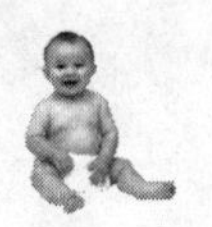

合理营养是孩子健康成长的重要因素

经济条件好了，为孩子买些营养品无可厚非，但不能盲目追求档次，更不能听信广告的夸大宣传。营养与健康密切相关，处于快速生长发育阶段的孩子更是不可缺少，但合理的营养是维持孩子健康成长的重要因素。

只要喂养合理无需额外补充营养保健品

只要正确喂养、及时添加辅食，孩子消化吸收功能正常，2岁之后能一日三餐正常饮食，就不必额外补充营养素。如果孩子患有厌食、偏食或经常腹泻，就会出现蛋白质缺乏，导致孩子发育迟缓、反复患病等，所以，这类孩子可在医生指导下适当的补充蛋白质。

盲目追求“大补”反会害了孩子

像银耳、桂圆这些所谓“大补”的食品，其主要成分其实是糖类，根本称不上补品；燕窝中蛋白质含量可达50%，但在市场上销售的产品中燕窝含量很少，主要是糖水；人参是大补元气的中药，鹿茸、阿胶都是助阳、补血之品，均不适于儿童服用；蜂王浆引起儿童性早熟也早有报道。

药补不如“食补”

一个健康的孩子从食物中就能摄取全面丰富的营养，所以没有必要盲目补充营养品。如果经医生检查确实需要补充营养，最好在医生指导下，选择一种合适的补品，有针对性地正确添加。

孩子营养补品“黑名单”

(1)人参、鹿茸、阿胶、冬夏虫草、花粉、蜂皇浆。市场上常见的这些产品有参蜂乳、人参蜂皇浆、生物健、鹿尾精、人参茶、补脑胶囊、补脑汁等。

(2)白木耳、桂圆。其主要成分是碳水化合物,对成年人有滋补作用,但对孩子的生长发育没有什么特殊的营养保健作用。

(3)燕窝。燕窝中的蛋白质所包含的氨基酸成分不全面,不适宜儿童的生长发育需求,对他们来讲不是最适宜的营养保健品。

(4)蜂胶。蜂胶能提高免疫力,减少感冒的机会,但不适合孩子。并且,部分蜂胶还含酒精,对孩子生长发育不利。

(5)熟地、龟板、鳖甲、何首乌。这些营养保健品可引起孩子上腹胀闷、舌苔厚腻、食欲减退、腹泻或便秘,不仅对孩子没有什么滋补作用,反而会影响孩子的生长发育。

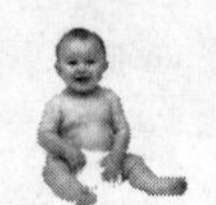

·小儿病后如何进行饮食调理

小儿病愈后应该吃些什么东西？这涉及到病后调养的问题。

如何进行病后饮食调理呢？小儿病后饮食调理的原则是：富于营养，容易消化，从少到多，从淡到浓。

小儿病后胃肠薄弱，消化力降低，常常感觉口内无味或口苦，没有食欲，所以要吃能增进食欲的饮食，可供给白米粥、小米粥、小豆粥、莲子粥、山药粥，配给甜酱菜、大头菜、或豆腐乳等小菜，饮食中不宜吃脂肪食品，以清淡爽口、多样化为好。并补充以酸性果汁，如山楂汁、猕猴桃汁、红枣汤、山楂水、蜜饯红果、海棠、鲜广柑汁等，以增进食欲。以后逐渐给清鸡汤挂面、馄饨、菜泥粥、瘦肉末粥等。饮食不要太咸，少量多餐，常带“三分饥”为宜，这样有利于消化吸收。以后根据小儿食欲和消化的情况，逐渐补充优质蛋白质，以补充蛋白质分解代谢的消耗，以免病后营养不良，可多用牛奶、鸡蛋、瘦肉、鱼、豆腐等生理价值高的蛋白质。此外，还应供给大量维生素，其中尤以维生素 A、维生素 C 更能增强身体抵抗力，促进身体康复。待小儿消化功能改善后，尚应注意纤维素的供给，以保持肠道通畅。因此，要多吃新鲜蔬菜、水果、粗粮，以补充维生素的消耗。

有些患儿平素食欲好，病愈之后仍多思食，此时应控制食量，并给予清淡粥食，不要恣意过食。因得病之后，胃气尚虚，余邪未尽，若病后进食过猛，常常不易消化，反致余邪挟食滞而重新得病，中医谓之为“食复”，因此对食欲好的孩子，病后也应适当控制饮食。

儿童春季饮食原则及营养食谱

春季饮食原则

春季是阳气生发,万物复苏,生机勃勃的季节,天气由寒转暖,气温变化较大。故当顺应天时的变化, 通过饮食调养阳气以保持孩子身体的健康。春季饮食应当以辛甘、清淡为主,要多喝白开水,因为春季多雨,多风,多寒,多湿。中医药认为,辛能散风,湿能去寒,淡能渗湿,甘能健脾。这样,人体应能抗御外邪侵袭,健脾益气。

春季食养总的原则是:

(1)主食中选择高热量的食物。就是说要在主食除了米面杂粮外,还要适量加入豆类、花生等热量较高的食物。

(2)保证充足的优质蛋白质。是指奶类、蛋类、鱼肉、禽肉、猪牛羊瘦肉等。

(3)保证充足的维生素。青菜及水果的维生素含量较高,如西红柿、青椒等含有较多的维生素 C,是增强体质、抵御疾病的重要物质。

春季食养菜单:

蔬菜:油菜、菠菜、豆类、胡萝卜、南瓜。

水果:柑橘、红枣。

肉蛋禽:蛋黄、鸭肉。

水产品:海带、紫菜、海蜇。

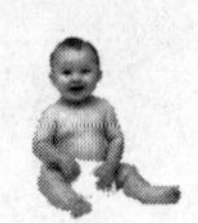

春季营养食谱

素什锦包子：先将木耳、鸡蛋饼、蘑菇剁碎，然后加葱花、姜末、精盐，再加胡萝卜末，用熟花生油调匀，即可待包。

猪血（或羊血、鸡血、鸭血）面条：将白面条煮熟，盛在碗里备用。锅内放猪油，烧热，加入切成小方块的猪血、葱花、蒜末、酱油、精盐，煸炒，再加上切碎的芹菜末，炒熟后，用湿淀粉勾匀，淋上香油，浇在面条上即可。猪血、羊血等含铁量高，身体容易消化吸收，是防治营养性贫血较好的食品，而且不论在什么地区均来源丰富。

除正常饮食外，推荐另加食谱：

什锦炒面：是将面条煮成六七成熟，捞出沥去水分。将瘦猪肉丝、胡萝卜丝、菠菜叶与面条一起炒熟即可，色香味俱佳。

苹果橘瓣粥：将去皮的苹果切成小方块，与糯米一起煮成稀粥，快熟时放上几片橘瓣，吃时加少许白糖，有润肺开胃、缓解便秘的功效。

儿童夏季饮食原则及营养食谱

夏季饮食原则

夏季阳气亢盛,气候炎热,人们常常会感到消化不良,食欲不振,四肢乏力。这是因为夏天的气候暑热兼湿,汗孔开泄,出汗较多;加之人们喜食生冷寒凉之物,更易伤脾胃所致。

因此,夏季饮食调养的原则为:

(1)饮食以清淡为主,荤腥尽量少沾。

(2)保证充足维生素和无机盐。

(3)适量补充蛋白质。

(4)应避免难以消化的食物。

(5)一定要注意饮食卫生。

夏季食养菜单:

蔬菜:绿豆、白扁豆等豆类蔬菜,冬瓜、黄瓜等瓜类蔬菜,土豆、香菇。

水果:西瓜、荔枝、大枣、甘蔗、梨、香蕉。

肉蛋禽:蚕虫、猪肉、牛肉、鸡肉、鸽肉、鸭肉、鹅肉。

水产品:海带、紫菜、鲫鱼、乌龟、甲鱼。

夏季营养食谱

冬瓜粥

用料:冬瓜100克,粳米50克。

功效:利水、消痰、清热、解毒。

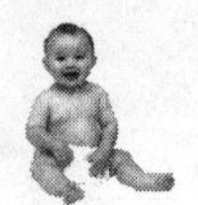

主治:小儿水肿,脚气,疰夏,夏季热,淋症,消渴,泄泻,疖肿,中暑尿涩少而赤。

制法:将冬瓜洗净,连皮切碎,和米加水煮粥。

服法:日食2~3次,乘温或待凉后食。

注意事项:脾肾虚寒者忌用。

丝瓜叶粥

组成:丝瓜叶100克,粳米50克。

功效:清热、解毒、消暑。

主治:小儿热疖疮疽,夏季热,预防中暑,尿赤涩,疰夏。

制法:先将丝瓜叶水煎取汁,滤去渣,入粳米煮粥。

服法:日食2次,连食数日。

注意事项:脾胃虚寒、湿泻者忌食。

仙鹤草粥

组成:粳米50克,仙鹤草30克,红枣5枚。

功效:止血止痛,健脾益胃。

主治:小儿疳积,小儿疰夏,尿血。

制法:先将仙鹤草加水煮汤取汁,滤去渣后加入粳米及红枣熬粥。

服法:每日2次,趁温空腹服。

注意事项:仙鹤草在煮取汤汁前,应用温水淘洗去除泥沙。

鸡内金粥

组成:粳米50克,鸡内金10克,白术6克。

功效:健脾和胃,消食化积。

主治:脾胃虚弱,疳积,遗溺。

制法:鸡内金洗净,在瓦上用武火焙干,研为细末。将粳米用文火熬至粥状,之后将研好的鸡内金加入粥中,再加入白术,少许调味品煮沸片刻即可。

儿童秋季饮食原则及营养食谱

秋季饮食原则

秋天,有利于调养生机,去旧更新,为人体最适宜进补的季节。因此,稍加滋补便能收到祛病保健的功效。孩子在冬季易患慢性心肺疾病者,更宜在秋天打好营养基础,以增强体内应变能力,在冬季到来时,减少病毒感染和防止旧病复发。

秋季饮食调养的首务为滋阴润燥,要注意用清淡滋润之品以防燥。

(1)秋季应该多温少寒。

(2)秋季是进补的最好季节,所以,可以适当地多吃一点补品。

(3)遵循"少辛增酸"的原则,少吃辛辣食品,宜食用一些含酸较多的食品。

秋季食养菜单:

蔬菜:红豆、豆芽、胡萝卜、茄子、香菇、莴笋、芹菜、菜花。

水果:苹果、梨、香蕉、葡萄、山楂、广柑、菠萝、柿子。

肉蛋禽:鸭肉。

水产品:鳝鱼,秋季要少吃海鲜。

秋季营养食谱

秋季,父母该如何给孩子安排健康而不乏特色的食谱呢?营养专家认为以下"二汤一菜"最适合于一周岁以上的孩子。

海带萝卜脊骨汤

原料:海带、胡萝卜、猪脊骨适量。

调料:精盐和葱花各适量。

制法:将猪脊骨斩成块;海带和胡萝卜分别切成片。然后备一口砂锅,放入清水和猪脊骨,烧沸后撇去浮沫。待炖至猪脊骨将酥烂时,再放入海带和胡萝卜同炖,炖至把所有原料都酥烂后加入精盐和葱花即成。

此菜特点:营养相当丰富,口味较佳而又能引起食欲,是孩子的理想菜肴。

虾皮紫菜番茄蛋汤

原料:鸡蛋 1 个、小番茄 1 个、虾皮、紫菜和葱花适量。

调料:香油、精盐和姜末少许。

制法:将虾皮洗净,紫菜撕成小块;小番茄切片;将一个鸡蛋,打散备用。炒锅上火,并放入适量清水,待水沸后投入番茄、虾皮和紫菜。待再沸时淋人鸡蛋液并加香油、精盐和葱花适量即可。

此菜特点:简单易做,汤味鲜香,含有丰富的蛋白质、钙、磷、铁、碘等营养素,对孩子补充钙、碘效果甚佳。

香椿虾皮拌豆腐

原料:香椿、虾皮和豆腐适量。

调料:香油、精盐少许。

制法:选嫩香椿芽洗净后用开水烫 5 分钟。挤出水并切成细末;虾皮洗净后也在沸水中略煮片刻后,捞出并切成末;把盒装豆腐倒出盛盘,加入香椿芽末、虾皮末、精盐和香油拌匀即成。

此菜特点:清香软嫩,含有丰富的大豆蛋白、钙质和胡萝卜素等营养,非常适合孩子食用。

儿童冬季饮食原则及营养食谱

冬季饮食原则

根据中医学圣典《黄帝内经》的学说，冬季在五行中属水，阳气较衰，阴气旺盛，故气候寒冷。这一时期，人体阳气虚竭，阴气偏盛，阴精内藏，脾胃运化功能较为强健，故冬季饮食养生的原则是：

(1)适量进食高热量的饮食。

(2)增加温热性食物的摄取。

(3)多补充含蛋氨酸、无机盐、维生素的食物。

(4)遵循“减咸增苦”的原则。

(5)多喝粥、汤，适当运动。

冬季食养菜单：

蔬菜：红薯、南瓜、苦瓜、芹菜、白菜、木耳、黑菇、胡萝卜、莴笋。

水果：枣、山楂、橙子、橘子、菠萝、龙眼、橙子。

肉蛋禽：羊肉、牛肉、鸡肉、蛋类。

水产品：甲鱼、鳝鱼、鲢鱼、带鱼、乌贼鱼、虾、虾皮、海带。

冬季营养食谱

在冬季，给孩子除安排正常的饮食外，推荐另加食谱：

油炒面

以动物油(猪油、牛油等)或植物油与面粉在铁锅里煸炒，然后将核桃仁、花生仁等放入其中，炒成微黄色即可。食用时用开水冲成糊状，加入少

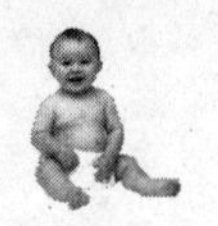

许糖。

萝卜丝烧饼

将标准面粉用温水和匀,将面发酵好后,加碱适量揉匀。萝卜切成细丝,撒上适量精盐,然后把水沥干。把猪板油切成3分见方的丁,加大葱末、萝卜丝、精盐拌匀成馅备用。把面皮抹上馅包好,捏紧口,擀成饼,如有芝麻蘸上一些味道更佳,用手稍微压按,以急火烤烙即可。

肉丁馒头

将肥瘦猪肉切成约0.5厘米的丁状,加盐、葱、姜、黄酱及少许酱油、香油拌匀后,放置4小时使其入味。面粉发酵后调好,将面团搓成一个一个小团子,按扁后包上调好味的肉丁,使之成小馒头状。

白菜肉卷

将白菜叶用开水烫一下。把调好味的猪肉馅放在摊开的白菜叶上,卷起成筒状,再切成段,放入盘内加葱、姜、料酒、酱油、盐、花椒、大料等,上笼蒸30分钟即可。

五仁包子

面粉发酵后调好碱,搓成一个一个小团子,做成圆皮备用。将核桃仁、莲子、瓜子仁切碎,加炒好的黑芝麻、青红丝、白糖、大油,拌匀。面皮包上馅后,把口捏紧,然后上笼用急火蒸15分钟即可。

炸胡萝卜盒

将粗的胡萝卜切成约0.2厘米厚的连刀片,用开水烫一下待用。以葱、姜、酱油、盐等将肥瘦猪肉馅调好味。把肉馏夹入胡萝卜内,在面粉糊中蘸过,放人油中炸成金黄色即可。

鱼肉馅饺子

将鱼去皮,剔出鱼刺,把鱼肉剁成泥状,然后放入甜酱、葱花、姜末、料酒、味精、盐、熟花生油、香油、白菜叶末(去水),搅拌均匀即可包饺子。

第7章

熟悉儿童经络——做孩子最好的按摩师

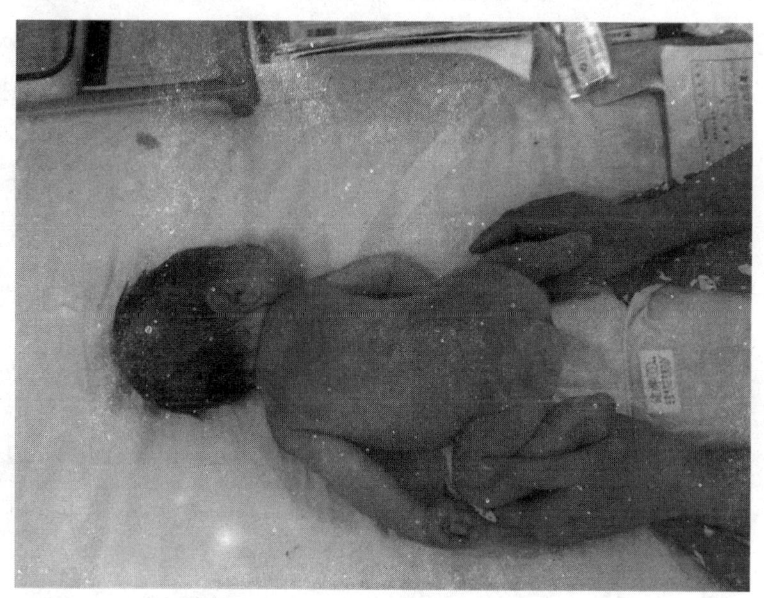

小儿按摩的常用手法

小儿按摩是以手为主进行的保健方法，它的种类很多。随着小儿按摩的发展，手法的种类也随之增加，有不少成人按摩手法也变化运用到小儿按摩疗法中来。有些手法名称虽和成人手法一样，然而具体操作方法却不同，如“推法”等。有些手法虽和成人手法完全相同，在运用时却要根据小儿的特点，要求在用劲时轻快柔和、平稳着实，按先头面、再上肢、三腹背、四下肢的顺序进行，即先上后下，从前到后。这样做有利于手法的操作，且不会遗漏应该按摩的穴位。下面介绍七种常用的手法。

推法

(1)直推法，用拇指或食、中两指指腹在一定部位上轻快地作直线移动。

(2)旋推法，以拇指指面在穴位上作顺时针方向的旋转推动。

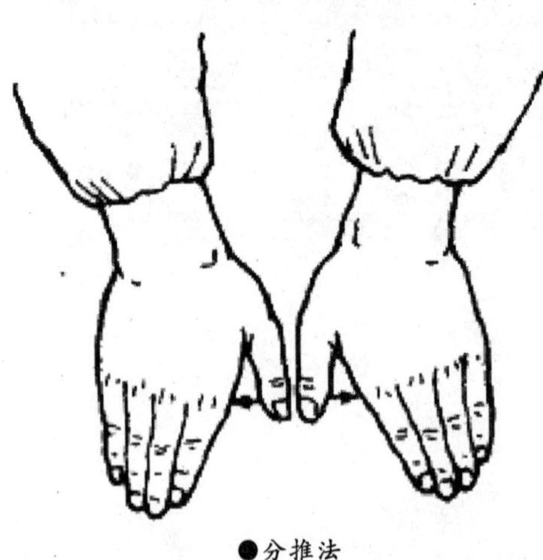
●分推法

(3)分推法，又称分法。用两手拇指指腹由一处向两边分开移动，起点多在穴位上。常用于胸腹、前额与腕掌部。

(4)合推法

合推法是与分推法相对而言，又称合法、和法。动作要求同分推法，只是推动方向相反。适用部位同分推法。在临床上合推法常与分推法配合使用，一分一合起到相辅相成的作用。

推法是小儿按摩常用手法之一。一般在操作时要用介质以增加润滑作用，如水、葱姜汁、滑石粉等。频率每分钟 200~300 次，用力柔和均匀，始终如一。

揉法

用指端(食、中、拇指均可)或掌根，在选定的穴位上贴住皮肤，带动皮肉筋脉作旋转回环活动，称揉法。治疗部位小的用指端揉，大的用掌根揉。注意操作时压力轻柔而均匀，手指不要离开接触的皮肤，要带动皮下组织，频率每分钟 200~280 次。

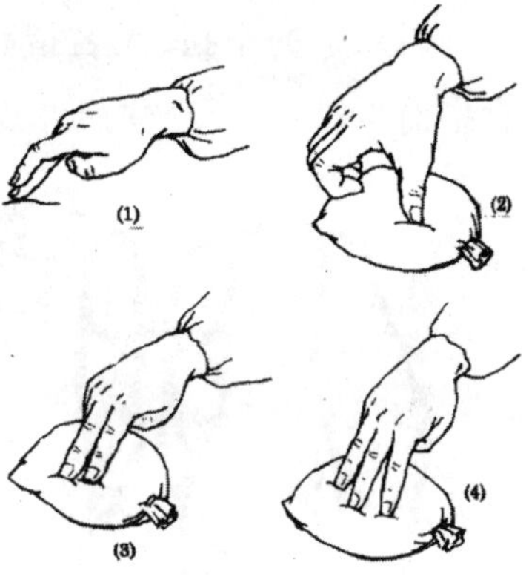

●指揉法

按法

以拇指或掌根在一定的部位或穴位上逐渐向下用力按压，常配合揉法。

摩法

以手掌面或食、中、无名指指面附着于一定部位或穴位上，以腕关节连同前臂做顺时针或逆时针方向环形摩擦，多用于胸腹部。本法是小儿按

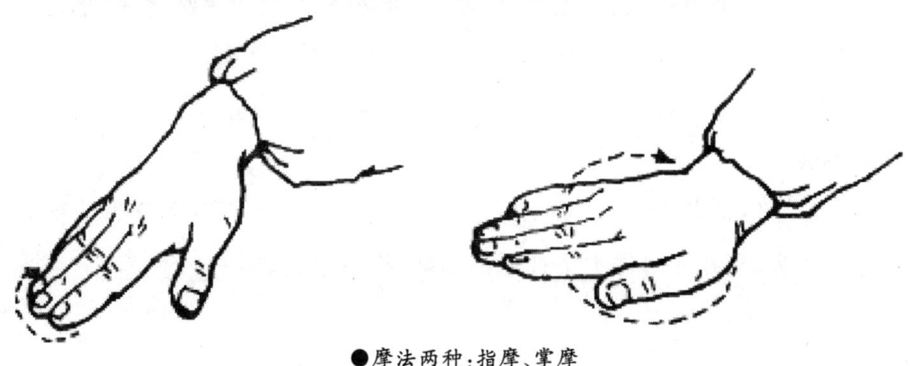

●摩法两种：指摩、掌摩

摩常用手法之一。操作时要轻柔，速度均匀协调，压力大小适当，频率每分钟约120~160次。

捏法

用双手的中指、无名指和小指握成半拳状，食指半屈，拇指伸直对准食指前半段，然后顶住患儿皮肤，拇、食指前移，提拿皮肉。自尾椎两旁双手交替向前，推动至大椎两旁，算作捏脊一遍。此法多用于小儿疳积，故又称“捏积”。

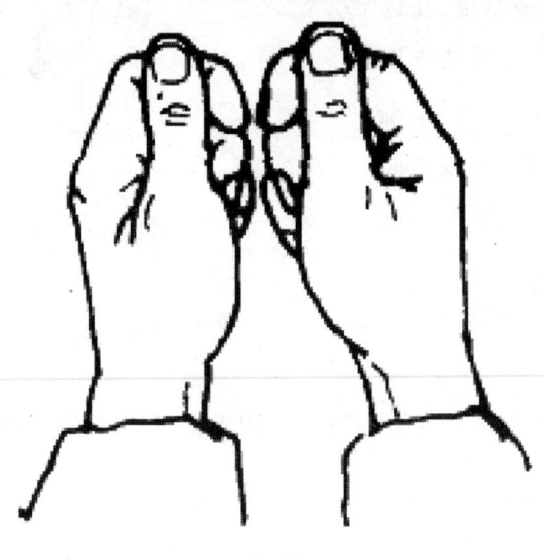
●捏法

捏法俗称“翻皮肤”，常用于背脊，又称“捏脊疗法”，可治疗多种疾病，又是保健按摩常用手法之一。操作时用力大小适当，不可拧转；提起皮肤紧松多少要适当；捻动向前须作直线前进。

掐法

用拇指指甲重按穴位，常用于急症。掐法是重刺激手法之一，掐时要逐渐用力，注意不要掐破皮肤，掐后轻揉局部，以缓解不适。

搓法

用双手掌心相对用力，挟住一定部位，如手掌，然后双手交替或同时用力快速搓动，并同时做上下往返的移动，称为搓法。

抹法

用单手或双手拇指面紧贴皮肤，做上下或左右往返移动，移为抹法。

捻法

用拇指、食指面，捏住一定部位，做对称的用力捻动，称为捻法。

小儿按摩的主要特点

简单易学，方便易行

小儿按摩术操作简单，易学易懂，只要按照要求，遵循它的规律，几次操作练习就可以掌握基本的方法。

小儿按摩疗法是一种自然疗法，不需要任何器械、药品及医疗设备，只是依靠家长的双手在小儿体表部位施行手法，就可以达到防治疾病的目的。它不受医疗条件的限制，随时随地都可以实施。这样不仅应用方便，而且节省费用。

见效快，疗效好

临床证明，小儿按摩对小儿常见病、多发病都有较好的疗效，尤其对于消化道疾病效果更佳。对许多慢性病、疑难病也有比较好的疗效。

安全稳当，不易反弹

只要对疾病诊断正确，依照小儿按摩的操作方法合理进行施治，一般不会出现危险或不安全问题。应用按摩疗法治疗疾病，不会出现反弹及任何并发症。

没有毒副作用，利于疾病康复

按摩是一种单纯的手工理疗手法，治疗中避免了某些药物中的不良反应或毒性反应，同时也纠正了药物中因剂量不适而对患者身体所引起的不良反应或危害，是一种有利无害的治疗方法，完全符合当今医学界推崇的“无创伤医学”和“自然疗法”的要求。

治病去根，不易复发

慢性病复发的根本原因在于疾病所涉及脏腑或气血功能下降。按摩疗法根据中医基本理论，对于易反复发作的慢性病，都可以针对病因，通过手法施术，加强气血循环，恢复其脏腑功能，所以能达到治病去根的目的；对于急性病，本来其机体功能就没有多大损失，又加之按摩过程注意了功能的调治，更不会遗留病根；反复发作病症，可因人体素质的调补减少再发机会。对于身体虚弱者，不仅可以治愈已发疾病，同时也提高了免疫功能及健康素质。

小儿不受痛苦，易于接受

其他疗法小儿都要遭受痛苦，就是服药，小儿也难以接受，经常给疾病治疗带来麻烦；同时，常因小儿不能和医生配合而影响疗效。应用小儿按摩疗法，小儿不会有任何痛苦感，甚至感到是一种享受，能够消除小儿在疾病治疗过程中的恐惧心理。

预防保健，适于家庭

小儿按摩除了有良好的治疗效果外，还有非常好的保健功能，经常运用小儿保健按摩，可以增强小儿体质，提高小儿的抗病能力，非常适用于家庭。

小儿常见病的按摩治疗

腹泻

常用的按摩手法是：补脾经，推大肠，清小肠，摩腹，揉脐，揉龟尾，推上七节。偏于寒湿者加揉外劳，推三关；偏于湿热者加清大肠，退六腑；偏于食积者加清大肠，揉中皖，运内八势，揉板门；偏于脾虚者加揉脾俞、胃俞，揉足三里，捏脊。一般每日1次，重者一日2次。危重者配合中西药物治疗。

呕吐

治疗呕吐以和胃降逆为主。常用按摩手法是：揉胃俞，补脾经，横纹推向板门，揉中皖，摩腹，按揉足三里。寒吐再加揉外劳，推三关，推天柱骨；热吐加上清脾胃，清大肠，推六腑，推下七节；伤食呕吐加上揉板门，运内八封，分推腹阴阳。

咳嗽

治疗咳嗽以宣肺止咳为主。常用椎拿手法是：清肺经，按天突，推膊中，揉乳旁，揉乳根，擦胸背。外感咳嗽者加推攒竹，推坎宫，拿风池，推上三关，退下六腑，内伤咳嗽者加补脾经，补肺经，补肾经，按揉足三里，揉肺俞，揉肾俞，揉中皖。

哮喘

治疗哮喘以宽胸理气、化痰平喘为主。常用按摩法是：推肺经，推四横纹,揉板门,按天突,揉胞中,擦胸胁,揉肺俞,擦背。寒喘者加按风池,补肺经,拿合谷,推三关,拿肩井;热喘者加清肺经,清大肠,推下六腑,揉暗中改为分推暗中,推脊。若在发作之前按摩,或运用冬病夏治原理在伏天按摩,则可获得较好效果。

暑热症

暑热症又称“小儿夏季热”,是指小儿暑天长期发热,伴有口渴多饮、多尿、少汗或无汗,天气愈热体温愈高。多见于6个月至2周岁的乳幼儿。

治疗本病以清热为主。常用按摩法为清胃经,清肺经,补肾经,推上三关,迟下六腑,清天河水,揉二扇门,揉肺俞,推脊,推涌泉。鼻塞者加揉迎香,脾虚者加补脾经,揉中院,摩腹。

腹痛

治疗腹痛以温通经络、调和气血为主。常用按摩法是:揉外劳官,摩腹,揉脐,按揉足三里。寒痛者加上推三关,拿肚角,受暑热而痛者加推下六腑; 食积而痛者加清脾经,清大肠,推胃皖,分推腹阴阳;因虫扰腹痛者加推脐,揉天枢,拿肚角。

便秘

治疗便秘以导滞通便为主。常用按摩法是:揉中皖,摩腹,揉龟昆,推下七节,清大肠,揉天枢。实秘者加清脾胃;虚秘者加补脾胃,捏脊,按揉足三里。

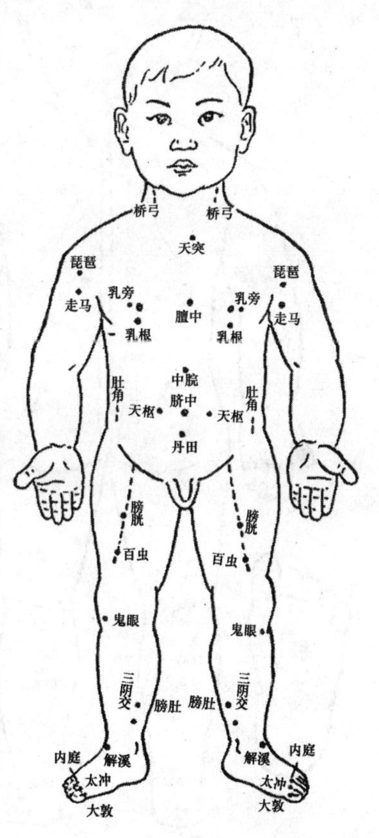

●小儿按摩穴位图(正面)

遗尿

遗尿是指3岁以上的小儿睡觉时尿床的病症。多见于易兴奋、过于敏感与熟睡的孩子,这可能与大脑皮层的调节功能薄弱有关。

治疗遗原以湿补脾肾、固涩下元为主。常用按摩法为补脾、肺、肾经,揉丹田,按揉三阴交。下元虚寒者加揉肾俞,擦能部;肺脾气虚者加按百会穴,揉中院。

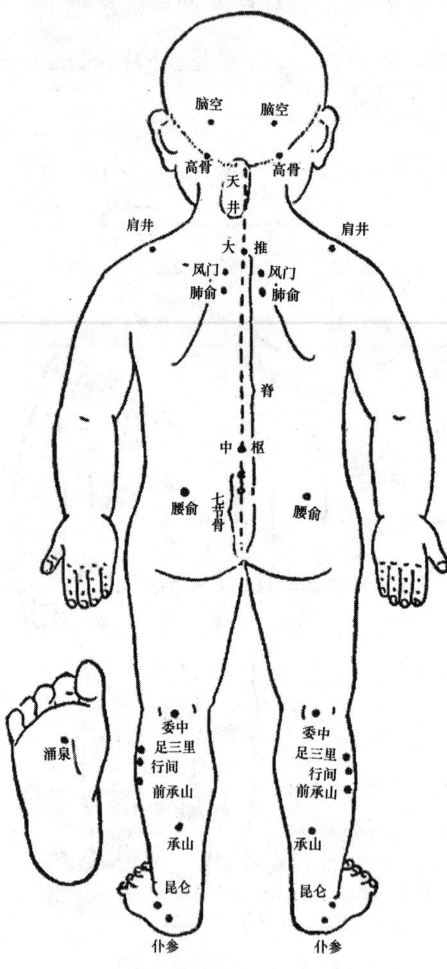

●小儿按摩穴位图背部

治疗期间,要养成按时排尿习惯,不要过度疲劳,临睡前2小时不要饮水;家长在夜间要定时叫醒患儿排尿。

夜啼

夜啼是指小儿白天如常,入夜则啼哭或每夜定时啼哭。持续时间少则数日、多则经月,多见于6个月以下的婴儿。民间常称患儿为"夜啼郎"。

治疗夜啼以养心健脾为主。常用按摩法为补脾经,清心经,清肺经,揉小天心,摩腹,揉足三里。脾寒者加推三关,揉中院,揉脐;心热者加清天河水,清小肠,揉总筋,揉内劳宫;惊骇者加揉五指节,掐老龙,揉精宁、威灵;积食者加清大肠,清脾胃,摩中皖,推下七节。

附:小儿按摩保健法

小儿按摩保健方法简单易行,朝夕可作,又无痛苦,故为小儿所接受。经常施用能健脾和胃,增进食欲,强壮身体,预防疾病,促进发育生长。

具体操作方法是:补脾经 200~500 次;摩腹 2~5 分钟;按揉足三里 50~100 次;捏脊 3~5 次。

以上手法一般宜在清晨或饭前进行,每天 1 次,每 7 次为 1 个疗程;休息 3 天后,可继续进行第二个疗程。

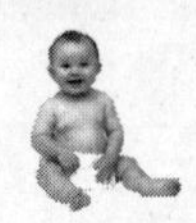

小儿按摩的常用工具

小儿肌肤娇嫩,在按摩时为了减少对皮肤的损伤,可借助某些药物的辅助作用增强疗效,就是在手上或患部涂一点类似润滑油的物质,这就是通常所说的按摩介质。下面介绍几种常用的按摩介质,在为小儿按摩时可根据病情灵活选用。

生姜汁

取鲜生姜适量切碎、捣烂,取汁液使用。小儿在冬春季节,常用姜汁,取其辛温,有发汗解表、温中健胃、助消化之功效。既可用于风寒感冒,又可用于胃寒呕吐及腹痛、腹泻之症。

葱白汁

取葱白适量切碎、捣烂,取汁液使用。葱白有发汗解表、散寒通阳之作用。对于感冒风寒的轻症,常用葱白汁作介质,此外,对于因寒气凝滞所导致的小便不利,也可使用本品。

冬青膏

以冬绿油(水杨酸甲酯)与凡士林按1:5混合调匀而成。具有消肿止痛,祛风散寒之功效,适用于一切跌打损伤的肿胀、疼痛,以及陈旧性损伤和寒性痛症等。

鸡蛋清

把生鸡蛋打一小洞,然后倒置,取渗出的蛋清使用。有清热除烦、消积导滞的功效,用于消化不良、热性病,或久病后期烦躁失眠、手足心热等病症。

薄荷水

取鲜薄荷叶或干薄荷叶(鲜者最好),浸泡于适量的开水中,容器加盖存放8个小时后,去渣取汁液应用。

小儿在夏天炎热季节常用。因其有疏散风热,清利头目的作用,故对于风热感冒或风热所致的头痛、目赤、咽痛等,或痘疹初期,或麻疹将出之际,薄荷水都是良好的介质。

滑石粉

医用滑石粉或爽身粉均可。本品有润滑皮肤、干燥除湿的作用。对于婴幼儿及皮肤娇嫩者,一年四季均可使用。

白酒

采用市场出售的普通白酒或药酒。具有活血、通络、止痛之功效。用于手足痉挛、局部淤血等病症。

红花酒精

将1克红花浸入100毫升酒精中浸泡2周,取汁液使用。有活血祛瘀的功效,用于穴位按摩及四肢酸痛。

其他

如冷水多用于退烧;风油精用于风热感冒;樟脑酒用于四肢肌肉酸痛;肉桂液多用于冬季畏寒体虚者。

小儿按摩需要注意的事项

给娇嫩的宝宝按摩,以下几个事项一定要注意:

按摩环境要安静,室温要适宜

室温过高,小儿治疗部位和术者的手部易出汗,影响手法操作;室温过低,则易使患儿受到寒凉的刺激。

父母双手要保持清洁、温暖

父母必须勤修指甲,以免刺破小儿皮肤,影响治疗。按摩中要用柔软的毛巾覆盖操作部位,并要经常换洗。

体位合适

按摩前应根据患儿的病情、所取的穴位以及术者运用手法的需要,使患儿保持一定的体位。选择体位以便于手法操作和使患儿舒适为原则。一般3岁以下可由别人抱着按摩,3岁以上小儿可单独采取坐位、仰卧位、俯卧位或侧卧位等。

辨证施法

按摩治疗小儿疾病,必须严格按照中医辨证施治原则来运用手法和选取穴位。不能认为小儿按摩只要掌握一些简单的操作方法和古人的操作成方就满足了。

按摩时精力要集中

按摩时,父母精力要集中,手法要适度。开始手法不宜过重,应轻快柔和、平稳着实、由浅入深,以便使患儿逐步适应;按摩时,父母态度要和蔼可亲,争取患儿的积极配合,防止产生恐惧心理,影响下一步治疗。

按摩次数

通常每天睡前按摩 1 次, 重症患儿可酌情增加按摩次数,1 周为 1 疗程。如进行两三个疗程,未见一点效果者,应到医院就诊,以免贻误治疗时机。

按摩的禁忌症

(1)皮肤发生烧伤、烫伤、擦伤、裂伤及生有疮疖等,局部不宜按摩。

(2)某些急性感染性疾病,如蜂窝组织炎、骨结核、骨髓炎、丹毒等。

(3)各种恶性肿瘤、骨折、脱位等。

小儿按摩可以起到什么样的作用

小儿按摩的作用可以概括为：平衡阴阳、调和脏腑、疏通经络、行气活血、扶正去邪。

具体表现为：

提高人体各项机能

穴位与经络的治疗功能已被大部分人所接受和承认。穴位即为经络上的最重要点，通过刺激穴位，就可以起到调整经络气血、阴阳平衡的作用。正气自然充足，正气存内，则邪气不可侵，也就是抵抗力增强，得病的机会相应减少。大量的临床实践证明，小儿按摩确有增强免疫功能的作用，同时，还可以保证小儿气血充盈、饮食不偏、食欲旺盛、发育正常等。

缓解、解除病痛

如果小儿有病，按摩小儿身体的某一部位，通过经络的联系，使其体内相应的脏腑产生相应的生理变化，从而达到治疗疾病的作用。小儿按摩治疗范围很广，可以对发热、感冒、咳嗽、哮喘、流口水、腹痛、腹泻、便秘、厌食、疳积（营养不良）、夜啼、遗尿、近视、小儿肌性斜颈等多种常见病有良好的治疗作用。

未病先防，提高对疾病的抵抗力

小儿按摩有着强身防病的功能，主要体现在两个方面：

(1)未病先防:通过按摩,小儿气血调和、经络通畅、阴阳平衡、正气充足,因此可以起到不得病、少得病的功效。

(2)防病传变:小儿得病后传变较快,易发生危急状态,小儿按摩可以起到预防发病、防止传变以及发生危急病症的作用。

帮助孩子增高

人的身高虽然受种族和父母遗传因素的影响,但实践证明,后天因素也不容忽视。

要让孩子充分发挥自身遗传所赋予的身高增长的潜力,使他们能科学长高。首先要保证充足、均衡的营养供给,这是生长发育的基础。然后,科学的体格锻炼是身高增长的催化剂,督促孩子每天至少要有20~40分钟的有氧运动时间,即在这段时间孩子的心率最好能达到120~140次/分钟。跳绳、篮球、排球、踢毽子、跳跃等以下肢运动为主的锻炼,对身高增长也会有明显帮助。

俗话说:"人在睡中长。"这是有其道理的。孩子睡着后,体内生长激素分泌旺盛,充足的睡眠有利于孩子长高,所以,要有充分的8~10小时的高质量的睡眠。

此外,有一套按摩法是可以使孩子增高的:按压孩子脚底的涌泉穴,涌泉穴在孩子脚底板的前1/3凹陷处。按揉孩子后背的命门穴,或者用艾灸条来灸命门穴,是很有效的方法。在取穴时采用俯卧的姿势,命门穴就在腰部的后正中线上,第二腰椎棘突下凹陷处。每个穴位操作3分钟,再加上捏脊5遍,就能促进孩子长高。

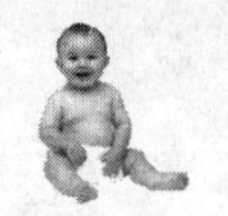

用按摩的手法调节孩子的脾胃

按摩是中医常见的一种物理治疗方法,具有疏通经络、调整脏腑的作用。如果父母能坚持对孩子进行按摩,可使孩子健体强身,增强其对疾病的抵抗能力。这里介绍一种治疗孩子胃口差、消化不良的家庭小儿按摩保健方法。具体手法如下:

按、揉、推四横纹穴

四横纹穴位于手掌面食、中、无名、小指的第一指间关节横纹处。操作时,父母左手握住小儿的手指,用右手食指或中指指端分别按揉四横纹穴,约2~3分钟;也可推四横纹穴,将小儿四指并拢,父母用右手拇指自小儿的食指横纹处推向小指横纹,推50~100次。具有调中行气、和气血、除胀满的作用。

按、揉、推板门穴

板门穴位于小儿手掌大鱼际处。操作时,父母左手握住小儿的手指,用右手拇指蘸滑石粉,按揉板门穴。按揉时,顺、逆时针皆可;也可使用推法,由拇指指根推向腕横纹可止泻,由腕横纹推向拇指指根能止呕,来回推可调整脾胃功能。按揉2~3分钟,推50~100次。

推脾经穴

脾经穴在小儿拇指桡侧面。操作时,父母左手中指或无名指夹住小儿左手四指，再以拇指与中指捏住小儿拇指，父母用右手拇指蘸滑石粉后，直推小儿脾经穴，从拇指指尖推向拇指根，推50~100次，单方向直推，不宜来回推。具有健脾胃的作用。

按摩掌心

操作时，父母左手握住小儿的手指，用右手拇指蘸滑石粉，按摩小儿掌心50~100次。按揉时，顺、逆时针皆可。

腹部按摩

小儿采取平卧位，父母用右手四指或手掌，在小儿腹部，以脐为中心，做圆周运动。顺大肠方向为泻，适宜大便偏干者；逆大肠方向为补，适宜大便偏稀者；一般多选择顺、逆各半，约按摩50~100次。操作时，手法不宜过重，应轻重适宜；父母的手不宜过凉，应温暖。具有调脾和胃的作用。

足底按摩（揉涌泉穴）

涌泉穴在脚心，屈趾时，足掌心前正中之凹陷中。父母用中指、食指或拇指指端揉该穴，按揉时，顺、逆时针皆可。按揉2~3分钟。具有止吐泻、调脾胃的作用。

注意事项

(1)小儿按摩的手法应轻重适宜，不要让宝宝觉得不舒服。

(2)每天按摩约5~10分钟即可，应坚持三个月以上，效果较好。

(3)按摩时，室内温度应在22℃以上，防止宝宝着凉。

(4)本手法不宜在饭前空腹或饭后立即进行。

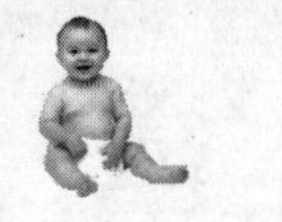

小儿按摩九问

“小儿按摩”与“小儿推拿”是同一个概念吗

“小儿按摩”与“小儿推拿”是同一个概念。手法医学在明代以前的医籍中的称谓都是“按摩”。“按摩”这一名称首见于明代。清朝以后“按摩”与“推拿”在医籍中开始混用，并且出现了地域不同称谓不同的现象，如南方称“按摩”，北方叫“推拿”。因此，小儿按摩与小儿推拿是同属于医学范畴内的不同称谓的同一个治疗方法。

什么是小儿按摩

按摩是一种古老的治疗疾病的方法，早在明朝就出现了，当时就有小儿按摩经，这属于中医外治方法中的一种，是医生根据病情利用手法治疗的一门中医学科，是通过手法作用于小儿机体的特定部位，根据小儿特点进行保健或治疗的一种方法。

小儿按摩有哪些基本手法

小儿按摩基本手法包括：推、运、揉、按、摩、擦、拿、掐、捏、捣、摇等。

小儿按摩各种手法之间有什么区别

推法是单方向直线运动；擦法是来回运动；摩法是在皮上运动；揉法是皮下运动；摇法是让孩子的关节做被动的运动；捣法就是手指敲打运动。根据小儿病情的不同，选择的按摩方法也不同。

小儿穴位有什么特点

小儿穴位具备两个特点：

(1)按摩特定穴位的表面多种多样，有“点”状穴位，如丹田、中脘；还有从某一点到另一点的“线”状穴位，如三关、天河水；还有“面”状穴位，如脾经、板门等。

(2)大多数穴位分布在小儿四肢及头面部，且以两手居多，即所谓“小儿百脉汇于两掌”。

小儿按摩对操作顺序有什么要求

一般情况下，小儿按摩应按先头面、次上肢、次胸腹、次腰背、次下肢的操作顺序进行。

有些穴位刺激性较强，容易引起小儿哭闹，应先按摩刺激较轻不易引起小儿哭闹的穴位，并且尽量先按摩主穴，后按摩配穴。

小儿按摩适用于多大年龄的孩子

小儿按摩适合 0~9 岁的孩子，3 岁以下的孩子进行按摩效果最好。9 岁以上的孩子可以配合一些成人的手法一起按摩。

给小儿做按摩还需要配合吃药打针吗

孩子患病后要经医院检查，确诊后根据情况选择治疗方法。按摩越早进行越好，如先天性小儿斜颈，就可以进行按摩，治疗 15~20 天就可以痊愈。

婴儿“抚触”与小儿按摩有什么异同

中医小儿按摩与西式的“抚触”或“按摩”有共同性，都是利用手法作用于小儿的体表进行治疗，都可以促进小儿的生长发育，提高免疫力。但两者也有很大的差异，中医小儿按摩是在中医理论下开展的，有特定的穴位和手法，既能保健又能治疗；而“抚触”只是保健，而且只适合婴幼儿。

第8章

运动健身——做孩子最好的健身师

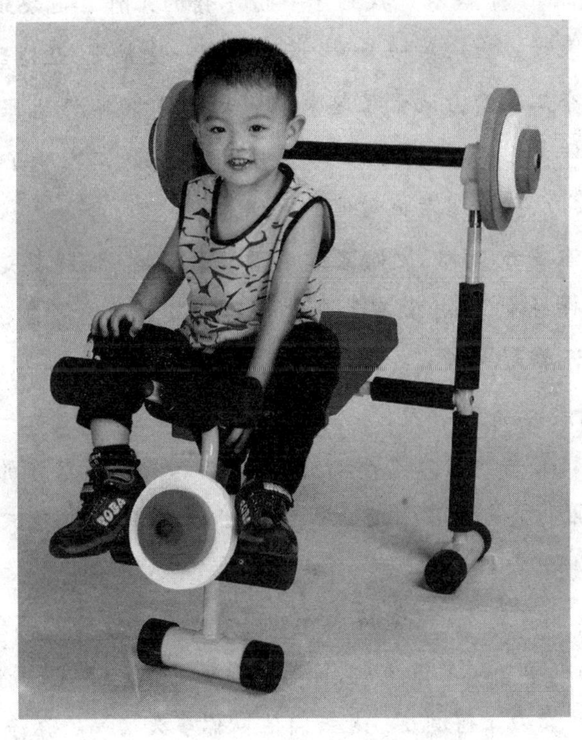

7+1>8:让你的孩子爱上运动

有一则故事是这样说的:

有一个工人在一个伐木厂找到了一份不错的工作。他决定认真做好这份工作,好好表现。上班第一天,老板给了他一把斧子,让他到人工种植林里去砍树,这个工人卖力地干了起来。一天时间,他不停地挥舞着斧子,一共砍倒了19棵大树。老板满意极了,夸他干得不错。工人听了很兴奋,决定工作要更加卖力,以感谢老板对他的赏识。

第二天,工人拼命工作,他的腿站久了又酸又疼,胳膊更是累得抬不起来了,可是这样拼命,却并没有带来更好的结果。他觉得自己比第一天还要累,用的力还要大,可第二天却只砍倒了16棵树。

工人想也许我还不够卖力,如果我的成绩一直下降,老板一定会以为我在偷懒,所以我要更加卖力才行。第三天,工人投入了双倍的热情去工作,直到把自己累得再也动不了为止。可是,让他失望的是,他只砍倒了12棵树。

工人是个很诚实的人,他觉得太惭愧了,拿着老板给的高薪,工作却越来越差劲。他主动去向老板道歉,说明了自己的工作情况,并检讨说,他真是太没用了,越卖力干得越少。老板问他:“你多久磨一次斧子?”工人一听愣住了,他说:“我把所有的时间都花在砍树上了,哪里有时间去磨斧子啊?”

这个故事告诉我们这样一个道理：埋头苦干是很好的做事态度。可是，这并不意味着只要我们花上大量的时间，事情自然就会解决。实践告诉我们：不是不做事，也不是只做事，而是要注意做事的方式和方法。

有个理论叫做：7+1>8。就是7个小时的学习加1个小时的锻炼，效果绝对大于8个小时的学习效果。这也是科学验证出来的一个道理。道理很简单，身体有活力了，状态好了，学习效率会成倍提高。

人们常说：身体是革命的本钱。的确，没有一个好的身体，一切都将失去意义，若想让你的孩子有一个光明的未来，首先就要让孩子有一个健康的身体。

“健全的心灵寓于健康的身体。”这句格言可以追溯到罗马时代，而且历久弥新，到今天仍然适用。生命在于运动，人若不动，也就不能生存，更不能成为有思维有感情的高级动物。对孩子来说，运动更是必不可少的，孩子勤于运动，有一个好的身体，他就会觉得每天的阳光都很灿烂，会觉得每一个人都很可爱，会觉得生活中处处都是美，会觉得活着就是最大的幸福。

居里夫人有句名言：“科学的基础是健康的身体。”她坚决不给女儿留下财产，却很注意两个女儿的健康。在她看来，女儿有了健康的体魄，才能为人类的幸福事业做出贡献，这才是无可比拟的宝贵遗产。她常常带孩子去远游，夏天带孩子去游泳，秋天又带孩子去爬山。在这位母亲的科学培养下，大女儿在1935年为居里家族荣获了第三次诺贝尔奖金，小女儿也在音乐上取得了成功。

与此同时，在历史上只强调勤奋读书，不注意体育锻炼的教训也确实不少。孔子的得意门生颜回，是很“好学”的人，人也聪明，能“闻一以知十”，但他不注意锻炼身体，29岁头发就白了，31岁就不幸去世了。唐朝著名文学家韩愈年轻时，“口不绝于陆艺之文，手不停披于百家之编”，但未到40岁就成了“视茫茫”、“发茫茫”的老夫子了。

具体地讲,爱运动的孩子有以下十大优势:

(1)孩子爱运动,有助于其形成良好的骨骼形态,骨骼会变得更加坚固。

(2)经常运动的孩子,其脊柱周围大肌肉群的力量可得到有效的增强,有助于其脊柱的正常发育、肌肉组织功能的增强,同时肌肉的力量与耐力也会得到发展。

(3)运动可帮助孩子活动和锻炼其相应部位的关节,既有助于保持幼儿关节具有一定的活动范围,又锻炼关节周围的肌肉、肌腱和韧带,使之得到有效的增强,从而增强关节的稳固性。

(4)适宜的运动,可对幼儿的心脏和血管起到一定的锻炼作用,提高幼儿心肌的收缩能力,从而增强幼儿的心脏功能。

(5)经常参加运动,孩子的呼吸道适应力和抵抗力都会增强,同时,呼吸肌会变强壮,肺活量也会增大,可保证幼儿的肺部健康。

(6)经常适量的运动,能改善幼儿神经过程的不均衡性,提高神经系统的调节功能。

(7)经常运动的孩子会比较聪明,因为运动可以提升他的大脑皮层神经细胞活动的强度、灵活性、均衡性及大脑分析综合的能力。同时,通过运动,还可以达到诊断和治疗幼儿智力发展迟钝的作用。

(8)运动中优美的动作、健美的身躯以及适当的音乐与丰富的器械,可促进孩子对艺术美的感受和表现。

(9)经常运动的孩子,通常心情愉悦、精神振奋、积极活泼,有助于日后形成其良好的个性、思想品格和人格。

(10)孩子在运动中所激发的愉快情绪,有助于其树立自信、培养良好的社会适应能力和人际交往能力。

因此,若想让你的孩子健康成长,那就千万不要忽视了运动这个环节。为了让孩子能更好地坚持体育锻炼,养成体育锻炼的习惯,父母可以让孩子从以下几点做起：

制订计划

让孩子自己制订一个体育锻炼的计划，列出体育锻炼的时间表(也可在学期计划里单列一条)。要在计划里明确体育锻炼的目标和内容，规定锻炼的次数和时间，如规定每天早上6点起床做操或跑步，每天下午放学后打球或下棋等等。在制订计划时要从自己的实际出发，合理安排，循序渐进。运动量要由小到大，逐渐增加。动作由简单到复杂，由易到难，使自己的机体有个逐渐适应的过程。制订计划时，在考虑到自己的兴趣、特点的基础上，还应坚持各种运动项目的全面锻炼，使自己在力量、速度、灵敏、耐力等方面都得到发展，使机体各器官系统的形态和生理功能得到均衡的发展和全面的改善。

持之以恒，养成习惯

为了增强身体素质，大概每个人都曾经设想过要好好锻炼身体。但是，"三天打鱼，两天晒网"的锻炼习惯不仅使体质没有得到根本的改变，反而逐渐养成了做事一拖再拖、说话不算数的坏习惯。要获得好的锻炼效果，就必须长期坚持，养成每天锻炼身体的好习惯，才能从锻炼中收到很好的效果。因此，在孩子有了体育锻炼的计划后，父母就一定要监督他落实好计划，关键要让孩子做到两点：

一是自身要有坚强意志，要有坚持到底的毅力，不要因为学习忙没时间、体育锻炼太苦太累、锻炼成效不大就半途而废；

二是可请老师、同学、父母定期或不定期检查、督促自己落实体育锻炼计划。有条件的，还可请老师、父母或同学共同参与你的体育锻炼活动。

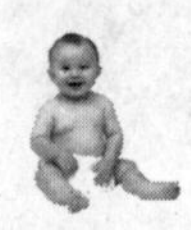

上好两课，做好两操

在学校里，首先，要认真上好体育课和生理卫生课。体育课是国家安排的必修课，不仅可以锻炼身体，还可掌握体育锻炼的技能与方法。其次，是要认真做好课间操和眼保健操，做两操时动作要准确，不要随便应付了事。再次，就是要积极自觉地锻炼身体，不要以作业多为理由而放松。要知道，与其马马虎虎对待，不如积极认真锻炼，达到健身的目的。

课外时间，充分利用

(1)室内新鲜空气少，长时间地学习会增加脑力活动的负担，因此要多到室外活动。如下课时到操场上走走，晚饭后和父母外出散步，假日里到郊外踏青等。

(2)在家里置办一些体育活动用具。如羽毛球拍、乒乓球拍、小哑铃等，在学习的中途，起身活动一下。

(3)周末或者晚上，可以多到户外去锻炼，和爸爸妈妈一起打羽毛球、散步，或者利用小区里的健身器材活动一下，既可以锻炼身体，又增加了和父母沟通的机会。

(4)积极参加学校或校外组织的体育活动和体育比赛。

掌握技能，提高实效

体育不是一种单纯的体力活动，只有在锻炼过程中注意学习知识和掌握技术，才能提高体育锻炼的成效。

一是要掌握一些常见运动项目的知识和技术，比如，锻炼前应做哪些准备活动、体育运动后应做哪些调整活动，又比如跑步的起跑、加速跑、途中跑、弯道跑、终点冲刺要注意些什么，打篮球的传接球、带球突破、投篮、防守要掌握哪些要点。

二是要了解常见体育运动项目的特点，从而知道自己适合哪些运动项目。如果自己身体发育水平较低，心脏承受能力差，那么就不宜做长跑、举重、吊环、长时间倒立等运动项目，而应当选择那些负荷较轻、欢畅活泼的运动项目，如游戏、简易体操、小球类等。

三是要知道一些最基本的体育比赛规则，如起跑时要听口令，打球时不能撞人，游戏时不能出线等等，这些是保证体育比赛顺利进行的基本条件。

一些适合孩子做的运动健身法

仰卧起坐

恰当地做仰卧起坐能使孩子长得强壮结实。特别是对上腹肌、下腹肌与腹斜肌有很好的锻炼。这些部位的肌肉用其他练习很难达到效果。只有恰如其分地做腹肌练习,这些效果才能表现出来。

预防平足

平足是指足弓消失。当人体站立、行走和负重时,足部不是全部负重的,以跖骨和足根主要负重,足弓悬空以缓冲震荡,保护大脑和内腔,并使人具有良好的弹跳性。小孩子平足有的不会影响健康,但一定会影响运动能力,还有一些则会导致疾病。小孩若年少时走路姿势不正确,到长大后很容易形成平足。如何预防平足呢?

(1)足尖走、足跟走、足底外缘着地走各1~2分钟。

(2)两腿前伸,用力勾足尖和绷足尖,并且尽量使足外翻或者内翻,停留20秒钟。

(3)足尖向内或者向外绕环,做20次。

(4)足背弓起,放下,做20次。

(5)屈曲足趾,伸直,连续做数次,然后再做用足趾夹起小球、沙袋等小东西的练习。

(6)两足心合抱一小皮球,前后左右揉动,做20分钟。

(7)足踏一圆木棍在地上滚动,做1~2分钟。

(8)站立,足前掌用力顶地,足跟提起,放下,连续 10~20 次。

(9)下蹲,足尖着地,足跟抬起,做短跑起跑的预备动作,到足部稍感疲劳为止。

(10)踮足尖跳绳,连续跳 2 分钟。

多做广播体操

广播体操是有助于少儿成长的一种健身运动。

清晨起来后,面对东升的太阳,呼吸新鲜的空气,伸伸腿,弯弯腰,脖子扭扭屁股扭扭有助于少儿活动筋骨、血脉流通、对正在成长发育的孩子有良好的作用。

但做广播体操一定要认真,不能敷衍了事或者高兴时就认真做不高兴时就不做。如此这般三天打鱼两天晒网,不如不做,因为这样根本起不到广播体操对身体锻炼的作用。

练习下蹲

有些少儿因坐着思考学习时间过长,站起来就会头晕,其原因是多方面的,心力弱、平时缺乏锻炼是其主要原因之一。实践证明,下蹲运动能增强心脏活力,有助于帮助改善以上症状。

这种锻炼方法简单:预备时两手叉腰,两脚立开与肩同宽,双目平视。然后松腰屈膝慢慢下蹲,下蹲时脚跟离地,重心落在前脚掌上,上身尽量保持正直,避免前倾。同时口念“呵”字音,意念随着下蹲动作将浊气从丹田深处缓缓引出体外。起立时,咬紧牙关,气引丹田,随着吸气,站直身子。如此周而复始。

下蹲程度因人而异,身体条件较好的可以全蹲,蹲下后停一二秒钟再起立;缺少体育锻炼、身体易前俯后仰者可以背靠墙壁下蹲,逐渐做到自己完成全蹲动作。一般每天锻炼 2~3 回,每回下蹲 36 次。锻炼一段时间,

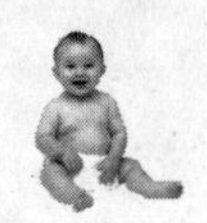

一定会觉得有效果。

扭动手腕

为了锻炼少儿手腕的灵敏度,应该常做扭动手腕运动,以下几点是这项运动的基本方法:

(1)紧握拳,然后尽量揸开手指。

(2)将手腕向左右转动。

(3)将手腕向上下弯曲。

(4)轻松地甩手。

好处:增进手掌与手腕的血液循环、灵活性与力量。

练习跑步的禁忌

跑步是良好的健身运动,对孩子来说,就更是如此了,但父母应该告诉孩子跑步时的禁忌:

(1)空腹跑步不好。许多小孩习惯早晨空腹跑步,而空腹运动能量来源主要靠脂肪产生。此时,血液中的游离脂肪酸就会明显增高;脂肪酸不但成为心肌等活动的能量来源,其量过多又可成为心肌的毒物,能够引起各种心律失常,甚至导致猝死。

(2)出汗后不要马上终止跑步。人们在跑步开始阶段,常会出现血液循环不能满足肌肉运动需要的现象,造成肌肉供氧不足、代谢产物(乳酸)堆积和内脏器官功能紊乱,从而出现运动减慢、肌肉酸痛、呼吸困难等现象。当这个信息通过神经和体液反馈给神经中枢后,神经中枢就会指令加快呼吸和血液循环,以满足机体活动的要求。一旦组织缺氧得到改善,机体的散热系统就会全面开放,开始排汗。这时,机体组织已经全面动员,并开始接受强度负荷。从科学角度讲,计算跑步时间应从这时开始。但是,有些孩子却将出汗误解为运动足量的标志,刚一出汗就不跑了。结果不但没有起到强身健体的作用,相反还造成了大量的代谢产物堆积。应该说,这对健康是不利的。

转动法锻炼眼睛

“眼睛是心灵的窗户”,孩子尤其要注意锻炼眼睛。这里要讲的是利用转动眼球的方法来达到锻炼的目的。

为了促进通往眼球的血液循环,进行眼窝的指压。指压时要把手指伸进眼窝里面似的,轻轻地指压多次。

此外,锻炼支撑眼球的肌肉的眼球体操方法也能奏效。眼球体操的方法是:

(1)看右远方后,把视线转向左远方。

(2)把眼睛用力闭几次。

(3)看斜右上方,然后看左下方。

(4)看斜左上方,然后看右下方。

(5)睁大眼睛后,使眼球向右转动,然后向左转动。

只要孩子每天坚持做这些眼球的运动,就一定能够保持生动的眼神和健康的眼功能。

跳绳

人在跳绳时,身体以上肢弹跳和后蹬动作为主,手臂随着摇摆,腰部也配合上下肢的活动而扭动,腹部的肌群同时配合提腿。上下肢不停地交替运动,每跳一下,便是一个周期,周而复始。

跳绳时,呼吸加深,使脑、背、膈肌都参加了活动,即全身都得以同时进行活动。综合的控制,使大脑必须充分地不停活动。手握绳头,不断地旋转,刺激了手上的穴位;双腿不停触地跳跃,实际上,也就进行了脚底的穴位按摩。

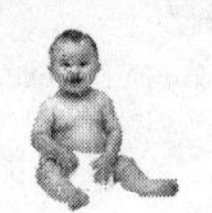

跳绳可对脑下垂体发生作用,从而增进脑神经细胞的活力,提高思维的能力。因此,跳绳运动已被誉为最佳的少儿健脑活动,而受到各方心理学家及运动医学家的推崇。

常做深呼吸

经验与观察发现:一生中每天都有机会进行深度呼吸者,熟睡后出现深度呼吸者,身体相对来说是比较健康的。从年龄层次上看,婴幼儿和少年的呼吸深度优于老人。

专家认为:幼儿学步前,进行全肺呼吸,又称腹式呼吸(与胸式呼吸相区别),直立走步接着使用腰带以后,便逐步由腹式呼吸向胸式呼吸转变。

深度呼吸之所以有利于健康,已知机理是:

(1)为血液提供更多氧气,改善心脏和全身生理机能。

(2)深度呼吸,进一步带动了体内其他器官的运动,因而能获得全身效应。

(3)吐故纳新进行得好,气体交换彻底。

(4)平静的深呼吸,不仅有助人体内部的微运动,而且具有动静结合之妙。

(5)呼吸深度与思维活动成反比,有利于大脑的休息。

进行简易游戏

游戏是少儿的基本活动, 少儿可以从游戏中学习到关于周围世界的知识。在摸摸看看闻闻玩玩的过程中, 少儿了解了物体的特性和用途,积累了知识和经验。因此,千万不要小看少儿的游戏。在发展少儿的感知觉和观察力时,家长要充分利用游戏这一形式,把少儿需要认识、观察的事件编成游戏,这样,他们在玩的过程中自然就认识了这些知识。例如,将旧画册上少儿熟悉的物体如电视机、钟表、小车、动物、房子……剪下来,和儿童玩找颜色游戏、辨方位游戏等等。如找出哪些物体是红色的,哪些物体是黄色的,小狗在小猫的前面还是后面、左边、右面等等。这样在不知不觉中,少儿就掌握了颜色和方位等概念。此外,还可以利用游戏让少儿学会相应的词汇:“红”、“黄”、“前”、“后”、“左”、“右” 等等。正是在游戏的过程中,少儿发展了观察力和认识能力,了解了周围世界。

新妈妈和婴儿的快乐运动

在你准备要和孩子一起做运动之前,首先要去咨询你的医生。他会给你提供一个适当的时机去开展一些简单的运动,然后,再慢慢进展到要求较高的运动。在你和孩子做运动之前,必须准备水和零食在旁,尤其是还在哺乳期的新妈妈,需要补充更多的卡路里和水分。

做运动不代表非要离开屋子。即使在家里,你仍然可以和孩子做足量的运动,运动量不会比你在体育馆做肌肉拉伸或有氧运动少。这些运动能帮助你燃烧脂肪,退去婴儿肥。当你在做运动的时候,你的孩子会觉得你正在和自己玩耍,因而认真地看着你运动。

在准备做运动之前,你必须检查一下,你是否已经换下婴儿的湿的、肮脏的尿布。另外,运动必须在喂完孩子至少一个小时后才进行。这些都能减少你在运动中有可能受到的干扰。

下面为年轻的母亲提供一些可以和孩子一起做的运动:

(1)让孩子坐你肚子上面,用手扶着他的脑袋。像仰卧起坐那样,慢慢坐直身体。当你坐直的时候,头顶着孩子的肚子,持续几秒钟。然后重复该动作。这对于孩子和你来说都是娱乐性十足的活动,保准你和孩子都会发出笑声。与此同时,这个运动有利于你收小腹(但必须用席子、毯子或厚毛巾保护你的背部)。

(2)把孩子平放在席子或毛毯上。把身体跨过孩子,呈伏地挺身状。双手和膝盖都要顶着地面。每一次放下身子做伏地挺身的时候,用鼻子挠一下孩子,或者对着孩子做鬼脸。但是,要记住,每次做伏地挺身的时候,都要保持腹部肌肉紧绷。

(3)继续保持伏地挺身的姿势,其中一只腿用力向后伸,保持姿势数秒。然后,换另外一只脚。每一次蹬腿的时候,都尝试比上一次蹬得远一些。保持腹部肌肉紧张,当你伸展的时候,和孩子轻轻地说一会儿话。

(4)睡直,把孩子放在肚子上面。抬起膝盖,双脚放在地上,双肩要紧紧靠着地面,双手要轻轻地扶着孩子。收腹,抬臀离地,深呼吸;保持这个姿势数秒,再慢慢放松臀部,慢慢地把臀部放回地上,再正常地呼吸。重复该动作数次。记得每次抬臀的时候,都要使你的孩子高兴。

(5)跟着音乐跳舞对孩子和你都有好处。这是舒缓压力的好方法,跟着节奏舞动身体,达到减肥的目的。你的孩子也会很喜欢边跳边唱。

(6)无论你是准备在早晨去漫步,还是安抚你的孩子睡一小会儿,你都可以在慢走中锻炼自己。把孩子放入婴儿车里面(不要忘记基本配备,例如奶瓶,尿布等),有些妈妈喜欢在附近悠闲地漫步,也有的喜欢在推着婴儿车的时候慢跑。如果天气情况不允许你户外漫步,那么就可以在商场里散散步。散步的锻炼效果取决于婴儿车的大小,或孩子的体重。散步还可以根据你的作息表调整,锻炼一下你的忍耐力。

以上都是可以和孩子一起做的运动。好好利用孩子睡觉的时间,去踩一下单车。在看你喜欢看的电视剧的时候起立蹲下,也是一种好的运动方式。

经常抱孩子因而感到肩酸背痛的妈妈,可以尝试轮转手臂,前后旋转手臂数次。另外,舒展也能有助减轻肌肉疼痛。

很多医院和社区都会提供“妈咪和我”的亲子活动。好好利用那些机会,你或许会在那里遇到一些和你一样渴望交谈和分享育儿经验的妈妈呢!

婴儿最好的运动——爬

现代孩子有一种病,叫感觉统合失调。经常听父母提出这样的问题,我的孩子患有“感觉统合失调”症,训练管用吗?还有的家长提出一个大家都司空见惯的问题:孩子学习“马虎”,读书时经常念串行或串字,写字经常看着“天”字,却在本子上写成“地”。怎么才能帮助孩子改正马虎的习惯呢?

“感觉统合失调”和“马虎”的毛病,一般是在孩子上了幼儿园或小学以后才发现的,显然已经太晚了。其实,这些毛病从哺乳期开始就已经潜伏下来,母亲没有意识到,也不知道该怎样通过游戏的方式对孩子进行手、眼、心协调的训练,所以错过了孩子爬行、站立、行走、奔跑这些关键期。如果母亲及时地得到科学的引导和帮助,自然可以避免或减少这些问题的出现。

“感觉统合失调”和“马虎”的毛病与婴儿期人为地省略了爬行训练有关。婴幼儿的四肢躯体运动训练,眼、手、心的协调训练直接影响着感觉统合系统的发展。

人类之所以能在如此复杂的环境中生存下来,关键在于“本能脑”能够随时感知到外在的威胁,并迅速做出反应。这种感知和反应过程是自发产生的,也是时时刻刻都在发生的。丰富的运动训练有利于大脑的感知系统发达,使身体的所有感受器变得灵敏。

爬行、站立、行走等所有的运动都是有利于婴儿成长的自然过程,也正是这个自然的过程开发了人的各种本能。人对外界刺激反应灵敏还是迟钝,主要取决于后天的环境,取决于接受外界信息刺激的多与少。孩子有过丰富的独立爬行经验,运动系统得到过充分开发,在应急的状态中,反应迅速和灵敏度与没有得到训练的孩子有着明显的差别。

如果说母亲的怀抱是婴儿温馨宁静的港湾,那爬行就是孩子离开母亲怀抱准备远航迈出的第一步。爬行就是孩子独自探索世界的开始,在爬行中,婴儿获得了新鲜的体验,学习探索行动的途径,通过肢体运动获得肌肉和骨骼的发育,刺激大脑运动神经细胞的发育,增强了脑平衡的能力。爬行改变了孩子的空间感和时空关系;爬行有利于神经发育和颈椎的发育;爬行能促进孩子感觉统合系统的发育。所以说,爬行是婴儿自我开发不可缺少的重要一课。

仔细观察婴儿的爬行,观察婴儿在室内遇到沙发,或遇到其他障碍物时的反应:在障碍物前立刻停下来,转身,还是犹豫;观察婴儿在运动中遇到狗或猫时的反应:逃跑、惊叫,还是去接近。婴儿依靠本能脑的保护进行着自我开发。爬行看似简单,但爬行的过程中,四肢和躯体的协调运动,视神经的发育,以及爬行所积累的经验对于婴儿都是极其宝贵的。

爬行给了婴儿独自行动的体验,而最深刻的体验往往是惊奇、恐惧、失败或挫折,以及面对障碍物时如何做出抉择,这种抉择完全来自感官的判断,或者说完全来自储存在感官中的记忆,但却是一个人独立思考和判断力的萌芽,也是智慧的萌芽。

随着婴儿一天一天长大,一天天与母亲拉开距离,婴儿需要独立去适应更复杂的环境,独立去判断遇到的种种障碍和突发事件,并迅速作出自我判断。所以,在哺乳期间,让婴儿在运动中自然地进行自我本能的训练,应该说是智能开发的第一步。

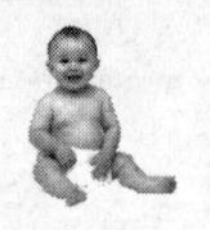

孩子最健脑的运动——弹跳

现在,美国流行一句话:喜欢弹跳运动的孩子,不但发育良好、身体健康,而且智力也会得到提升。

运动医学专家的解释是:弹跳能使大脑处于最初的启动或放松状态,人的想像力会从多种思维的束缚中解脱出来,变得更加敏捷,因而更富于创造力。同时,弹跳还能促进大脑中多种神经递质的活力,使大脑思维反应更为活跃、敏捷,并通过提高心脑功能,加快血液循环,使大脑享受到更多的氧气和养分来达到提升智力的作用。与成人相比,儿童的收益更大,奥妙在于孩子的大脑正处于发育状态, 运动发挥的作用能得到更大的回报。

从运动医学角度来看,凡是有氧运动皆有健身、健脑作用,尤以弹跳运动为佳。

同时,弹跳运动对骨骼、肌肉、肺及血液循环系统都是一种很好的锻炼,从而使孩子长得更高、更壮、更健康。此外,这种运动对人体免疫系统的重要部分——淋巴系统也很有益。这对增强孩子对多种疾病特别是感染性疾病的抵抗力,具有重要的价值。

弹跳运动之所以如此富有魔力,主要得益于弹跳过程中产生的振动。医学研究表明,人的生命与健康离不开振动。因为人体本身就是由一系列振动系统构成的,如胃有规律的收缩、肠的不停蠕动、心脏的不息搏动、肺的呼吸吐纳等。如果孩子常做弹跳运动,将这种“外源性”振动与“内源性”振动结合起来,健身与健脑的效益会更加突出。

对孩子施行弹跳训练，得根据孩子的年龄与运动能力的发育情况来定。

10个月左右

宝宝开始尝试站立，此时父母可扶孩子站立起来，并用手托住其两侧腋窝，孩子将会借力用两脚频频跳跃。

1岁半后

可在床上或光洁的地板上放一个坐垫，让孩子站在坐垫上往下跳。

2岁后

孩子的运动能力明显增强，可做“兔跳游戏”，即父母在前面双脚跳动作示范，孩子模仿着向前跳；或者父母两手拉着孩子的小手，让他借力向上跳，谓之拉手跳。

3岁后

孩子完全能够独立地进行各种弹跳活动了，花样也可多起来，除了跳绳、舞蹈等弹跳运动外，还有踢毽子、跳橡皮筋、跳水等。父母可根据孩子的爱好，鼓励他选择一种或几种交叉练习，每次10分钟就够了。

一些父母担心，跳多了会损伤孩子的大脑，其实这种担心有些多余。

人在弹跳时，虽然受到很大的外力冲击，而且这种冲击力确有从下肢传向脑部的趋向，但巧妙的人体骨骼关节构造，就像在人的体内安装了一系列缓冲装置一样，这些装置完全能将这种冲击力予以化解于无形之中，以确保大脑安然无恙。

因此，跳只会起到健身、健脑的作用。另外，一些安全防卫的准备措施当然也很必要，父母不妨站在旁边关注孩子，以避免发生意外。

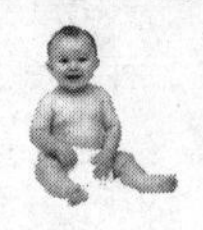

让孩子有一个良好的睡眠

睡眠对一个孩子生长发育的健康起着重要的作用。睡眠在一个人的一生中约占三分之一以上的时间，处于生长发育高峰期的孩子对睡眠的需求最高。从某种程度上说,睡眠也是一种运动,是人体内部各个组成部分的相对运动。睡眠与生长激素的分泌有关。人类的生长发育依赖于脑垂体分泌的生长激素,生长激素只有在睡眠时分泌的量最多,人体各种营养素的合成也只有在睡眠和休息时才能更好地完成。所以,睡眠充足,孩子的生长发育就快。年龄越小,睡眠应越多。学龄儿童和青年人一般每日应不少于 8 小时睡眠。

一般情况下,深夜 10 点至 1 点是生长激素分泌的高峰期,也是人体内细胞新陈代谢最活跃的时间。如果错过这段睡眠时间,细胞的新陈代谢将受到影响,即使白天补睡也达不到最佳效果。所以给孩子养成好的睡眠规律和习惯,对孩子智力、体力的发展至关重要。

可现在相当多的孩子睡眠质量不高,对学习和身体很不利。睡眠不足对健康的害处有以下几个方面：

其一,视力下降。现在小学生中视力不好的约占 10%~20%,中学生中约占 30%~40%,而大学生则高达 50%以上。其二,体质较弱。一遇天气变化、季节交替,总有不少学生感冒发烧、打针吃药。其三,神经系统疾病明显增多。有的孩子已开始出现神经衰弱症状,小脑缺乏活动训练,动作行为大多显得呆傻笨拙。而大脑思维反应也被圈死在课本、习题、练习、考试的“怪圈”之中,对圈外更广阔的天地,有的孩子竟一无所知。正是基于孩子的健康和前途，诸多专家坦诚而鲜明地劝告老师和父母："要充分保证孩子的休息时间,不要任意增加孩子的学习量,特别是别让孩子开夜车。指望克扣孩子的课外时间把学习抓上去,很可能适得其反！"

儿童睡眠障碍的原因很多,归纳起来有以下三种情况:首先是精神刺激,比如受惊吓,或有苦恼的事情又不愿让父母知道,或家庭关系紧张,总在压抑中过日子等。其次是疾病,最常见的是特异性皮肤病,其中90%的儿童发病年龄在5岁以下,因夜间起来抓挠皮肤而影响睡眠。最后是用药的影响,如哮喘病人服用茶碱药,可发生入睡困难和易惊醒;慢性病人服皮质固醇类药物,可发生夜间醒来次数过多、易惊醒、多梦等。

父母可以从以下几个方面入手,帮助孩子提高睡眠质量:

让孩子的饮食起居具有规律性

(1)制订作息时间表。父母应该保证孩子正常的作息规律,即每日按时睡觉、起床。周末,父母不妨为孩子安排特别的活动,允许他睡晚一会儿,作为日常生活节奏的调整。孩子大一点时,应少睡午觉。

(2)自我安宁法。睡觉前的一个小时之内的活动应该轻松、安静,如读书或者看电视,父母应避免让孩子进行剧烈的活动,或看恐怖的影视片。此外,睡觉前的热水浴也可以让孩子放松身心,获得良好的睡眠。

(3)适当的饮食。孩子的饮食要适量,尤其要避免夜间吃得过饱。同时,在睡觉前的5~7小时内,孩子不要摄入含咖啡因的食物,比如咖啡、可乐、巧克力或者可可。不过，孩子睡觉前可以适量地吃一点对身体有益的食物,最好是含丰富的氨基酸类的食品,如牛奶、豆类、奶酪、鸡蛋、汉堡包、花生酱、牛肉,或是鱼类等。

(4)锻炼。父母应鼓励孩子积极参加体育锻炼,增强体力,以便承受相对剧烈的体力活动。白天的体育锻炼,有助于孩子拥有良好的睡眠。

让孩子恢复平和的心理状态

(1)精神放松,肌肉放松,改变就寝时间。父母应帮助孩子选择就寝时间。这一时间既应符合孩子的体质,又适合孩子的睡眠需要。不少少年属于“夜猫子”型,更要加以改正。

(2)安慰。父母应告诉孩子,很多人都有失眠现象,这主要是忧虑带来的紧张。如果处理好引起烦恼的难题,就会轻松起来,失眠现象就会消失。父母还应该安慰孩子,一两次睡不着觉,不会对身体造成明显的损害,没有必要太担心。否则,失眠就会更加厉害。

(3)药物治疗,安眠药片往往能起到神奇的作用。不过,长期服用药物来帮助睡眠,会导致人对药物的依赖性。所以,不应过于依靠药物的作用。

遵守睡眠时间,保持良好的睡眠习惯

良好的睡眠应该遵循醒睡节律,每天按时就寝,按时起床,保证睡眠的时间。对长期形成的睡眠习惯不要随意改变。许多孩子有午睡的习惯,抓紧中午时间小睡一会儿,对于消除倦意、恢复兴奋、振作精神是有益的。但不要睡得太久,一般不宜超过一小时,否则会影响夜间的睡眠。

创造良好的睡眠环境

室内的温度要适宜,环境要安静。最好经常开开窗,保持空气流通。冬季不要在卧室内生煤炉、烧煤气,避免一氧化碳中毒。床垫不宜过于柔软。枕头不宜太高或太低。被褥应该洁净,薄厚适宜。睡眠时不要忘了关灯,因为开灯睡觉往往会因为灯光刺激眼睛而睡不着。

做好睡前准备

睡前一小时内,要减少或停止紧张的脑力劳动,也不宜做运动量大的体操,更不要使心情过于激动或悲伤、烦恼。上床前最好洗澡,至少用热水洗洗脚。最好不要在床上看书和思考问题。

选择正确的睡姿

睡眠姿势也值得注意,不要脸朝下趴着睡,这样会有碍呼吸。最好多采用右侧睡,可以减少心脏的负担。夜里应多变换睡眠姿势,翻几回身。还应注意不要蒙头睡和注意脚的保暖,衣服应保持宽松舒适。

平时注意吃有利睡眠的食品

古书就有记载,黄花菜有“安五脏,利心志”的作用,是一种很好的利眠食品,晚餐用黄花菜烹汤佐膳,或睡前用一两黄花菜煎服,能使人安睡。龙眼(也称桂圆)、莲子、大枣等,对治疗失眠症有良效。神经衰弱的人晚餐进食小米粥,能早眠熟睡。失眠、夜间多尿的人,宜吃糯米粥。此外,夜间饮杯热牛奶,或嗑一把葵花子都有安眠作用。

通过睡眠,人体得到休息调整,从而不断保持旺盛的精力,细胞也得到恢复和再生。要想使身体永远像一台一开就轰鸣作响的马达,精力充沛、气势旺盛,就必须保持充足的睡眠。